VIVIR
en la
LUZ

VIVIR
en la
LUZ

Yoga para la autorrealización

Deepak Chopra

y Sarah Platt-Finger

Grijalbo

Penguin
Random House
Grupo Editorial

Vivir en la luz
Yoga para la autorrealización

Título original: *Living in the light: Yoga for Self-Realization*

Primera edición: febrero, 2025

D. R. © 2023, Deepak Chopra y Sarah Platt-Finger

Todos los derechos reservados. Esta edición se publica por acuerdo con Harmony Books,
un sello de Random House, una división de Penguin Random House LLC, Nueva York

All rights reserved. This edition published by arrangement with Harmony Books, an imprint of Random House,
a division of Penguin Random House LLC, New York

D. R. © 2025, derechos de edición mundiales en lengua castellana:
Penguin Random House Grupo Editorial, S. A. de C. V.
Blvd. Miguel de Cervantes Saavedra núm. 301, 1er piso,
colonia Granada, alcaldía Miguel Hidalgo, C. P. 11520,
Ciudad de México

penguinlibros.com

D. R. © 2024, Karina Simpson, por la traducción

ISBN: 978-607-385-445-0

Impreso en México – *Printed in Mexico*

A todos los que aspiran a vivir en la luz

ÍNDICE

PARTE I

Por el Dr. Deepak Chopra

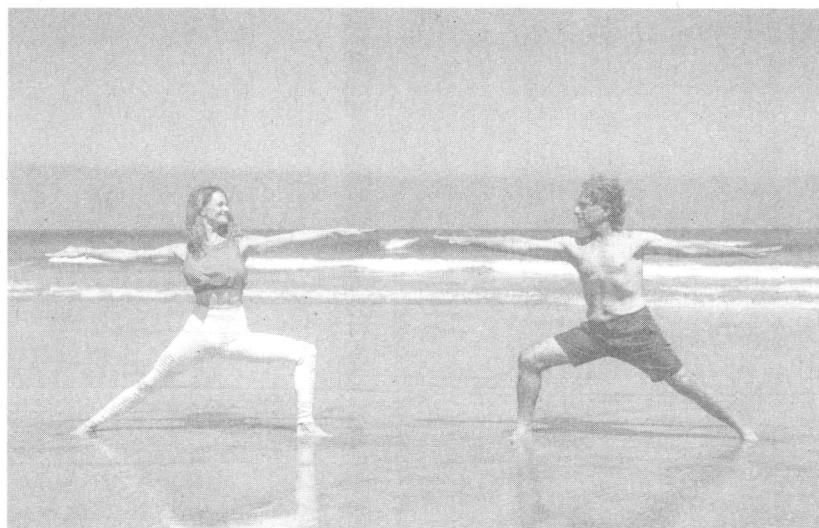

PANORAMA GENERAL

EL YOGA REAL
Y LA LUZ DE LA VIDA

Sin importar lo que estés haciendo para mejorar tu vida, el Yoga Real puede aportarte más de todo lo que deseas.

En esa frase inicial reside la esencia de este libro, una inmensa promesa que no es solo cuestión de creencia. Durante siglos, en India se demostró que un camino hacia la plenitud funciona. En sánscrito se llama Raja Yoga, *Raja* significa "de la realeza" o simplemente "lo más alto". El *Yoga Real* es una forma espléndida de expresarlo. Mi objetivo es mostrarte por qué y cómo el camino del Yoga Real es el más elevado e importante de todas las tradiciones del Yoga, explicándolo todo en términos aplicables a la gente moderna y a la vida cotidiana. Que yo sepa, este objetivo es único; nunca encontré otro libro que lo haya logrado.

Hablamos de una transformación personal que va más allá de cualquier estilo de vida que elijas seguir, más allá de cualquier enfoque de bienestar y sanación, más allá de cualquier fe o religión. El Yoga Real es universal y lo abarca todo.

La parte *Yoga* de *Yoga Real* necesita una pequeña aclaración inicial. La palabra básica sánscrita *Yoga* significa ligar, juntar o unir (la palabra inglesa *yoke*, o ligar, puede remontarse directamente a sus antiguas raíces). En mi parte del libro (Parte I), cuando hablo de *Yoga*, me refiero al *sistema completo* de Yoga, es decir, la unión de todos los aspectos de la vida: físico, emocional y espiritual. Solo una parte de todo el sistema de Yoga contiene los ejercicios que la gente aprende en clase de yoga (pondré la parte de los ejercicios en minúscula y me referiré al sistema de Yoga con Y mayúscula). El sistema es a menudo llamado "filosofía del Yoga", pero esa frase reduce toda la visión. En el Yoga Real no se deja de lado ningún aspecto de la existencia. Todo el mundo está acostumbrado a dividir la vida en distintas partes: mente, cuerpo, emociones, trabajo, familia, relaciones, etcétera. Son divisiones útiles, por supuesto. La experiencia de ir al médico, al gimnasio o a clase de yoga puede colocarse en el compartimento llamado "cuerpo". Criar a un hijo, irse de vacaciones con la familia o planear la jubilación pueden colocarse en el compartimento llamado "familia". Por muy natural que parezca dividir así la vida, este tipo de compartimentación crea un problema que afecta al corazón mismo de la existencia.

El Yoga Real sostiene que estos compartimentos son falsos para la totalidad de la vida. Cuando tu vida está cortada en trozos separados como una hogaza dividida en rebanadas ordenadas, hay posibilidades ocultas que nunca alcanzarás, una intensidad de plenitud que nunca experimentarás. Imagínate a ti mismo siguiendo ciertos rituales y hábitos de tu día: levantarte, desayunar, ir a trabajar, llamar a los amigos, hacer cosas con la familia, etcétera. Tómate un momento para visualizar algunas formas concretas que podrían hacer que tu día fuera más satisfactorio. Tal vez un amigo te dé una buena noticia, termines un proyecto en el trabajo o veas a tu hijo o a tu cónyuge sonreírte y sientas una oleada de amor.

Si regresas a estas experiencias y las evalúas a través del prisma del Yoga, cada acontecimiento puede parecer igual en la superficie.

Pero si practicas el Yoga Real, lo que pasa en tu interior se transforma: descubres que vives en la luz. El efecto lo abarca todo, porque si hay vida, debe haber luz.

¿Qué es la luz? Para algunos es un término espiritual vago que connota religión. Un cristiano podría pensar en la frase: "No escondas tu luz debajo de un celemín" o en la declaración de Jesús a sus discípulos: "Ustedes son la luz del mundo". En la tradición rabínica del judaísmo, la presencia divina es la Shejiná, que trae la luz de Dios al mundo cuando impregna a una persona devota o santa. En muchas tradiciones, los seres angélicos son criaturas de luz, y las personas santas emanan (física o simbólicamente) una luz blanca y pura.

El Yoga Real trasciende estas connotaciones religiosas y abraza su significado más profundo. "Luz" es conciencia pura; es la conciencia cósmica que crea y mantiene el universo y todo lo que hay en él. En términos prácticos, vivir en la luz es vivir conscientemente, y el objetivo último en la vida es vivir *solo* en la luz, habiendo desechado toda forma de ignorancia, dolor y sufrimiento.

¿DÓNDE ESTÁ TU LUZ?

Después de haber leído hasta aquí, es posible que te sientas escéptico o inspirado. Algo tan total como el Yoga Real resulta, como mínimo, extraño. No estoy ofreciendo estos conceptos desde el punto de vista de un verdadero creyente, porque la visión de la tradición del Yoga no es un conjunto de creencias. Se basa en experiencias que todo el mundo ya está teniendo. Ya vives en la luz; solo que no vives allí todo el tiempo. Muchas personas han experimentado la felicidad, la alegría y, a veces, incluso la dicha pura. Pero, por otro lado, hay experiencias oscuras que traen confusión, dolor y sufrimiento. Aun así, la luz de la vida siempre está contigo, porque la luz es tu propia naturaleza, tu verdadero yo.

El Yoga Real es único porque trata de hacer que la vida cotidiana sea ideal. El punto de partida es la dicha infinita, situada en tu verdadero ser. Siempre que experimentes menos dicha, ninguna, o dolor y sufrimiento reales, solo cambia una cosa: lo cerca que estás de la luz. Este concepto define todo el sistema del Yoga, sin importar lo complejas que sean sus tradiciones en India. Hay literalmente miles de comentarios sobre el Yoga, y su complejidad puede resultar alucinante. Pero podemos atravesar la complejidad centrándonos en una sola cosa: vivir en la luz.

Es vital comprender qué es la vida ideal, según el Yoga Real. Lo que hace que su enfoque sea tan natural es que nada de lo que se consigue a través del Yoga Real es místico o de otro mundo. El yo que experimentas hoy debe sus experiencias más valiosas a tu verdadero yo, que ya es completo y perfecto.

La vida ideal: los dones del Yoga Real

1. La existencia se vuelve dichosa. Experimentas un cuerpo alegre y enérgico; un corazón amoroso y compasivo; una mente alerta y vibrante; y ligereza del ser.
2. Tú controlas tu actividad mental. Puedes generar pensamientos, sentimientos e impulsos que son evolutivos. Tú eres quien les da sentido y, por lo tanto, el mundo entero, tal y como tú lo percibes, tiene sentido.
3. Ves la vida cotidiana como un sueño lúcido, increíblemente vívido, pero sin dejar de ser una ilusión. Puedes mejorar el sueño sin quedarte atrapado en él.

4. La alegría se convierte en la única medida del éxito porque tu naturaleza esencial es la alegría. Es el principio y el final de todo viaje.

5. Comprendes lo que significa prosperar. Saboreas la diversidad de la vida que aporta riqueza a tu historia en desarrollo.

6. Reconoces que el punto de llegada es siempre el ahora. No puedes moverte hacia donde ya estás parado: esta es la experiencia de la atemporalidad.

7. Reconoces que no tienes una identidad fija. Tu identidad es única, pero siempre está evolucionando. Es tu historia kármica, pero no necesitas estar atado a ella.

8. Reconoces la gratitud como la respuesta más sana a la existencia. Es una locura creer que la existencia es un problema.

9. Reconoces que la existencia es pródiga y abundante.

10. La gracia se convierte en una experiencia cotidiana. Se revela por la forma perfecta en la que cada experiencia encaja. En lugar de breves destellos de sincronicidad, vives en una sincronicidad total.

Antes de continuar, me gustaría que evaluaras tus experiencias con la luz. Nada es más importante que saber hasta qué punto la luz afectó tu vida. Haz la siguiente autoevaluación y empezarás a conocerte mucho mejor que la mayoría de la gente.

Diez maneras de estar en la luz

El Yoga te pide que te identifiques por completo con la luz, lo cual no sucede de golpe. La luz se vislumbra, para empezar, en experiencias memorables. Todos las tuvimos alguna vez. La lista de las siguientes páginas incluye los tipos de experiencias más importantes.

Para evaluar dónde te encuentras ahora mismo, lee cada afirmación y encierra en un círculo la respuesta que aplique para ti. El marco temporal no es crítico: algunas experiencias pueden ser muy recientes, otras muy lejanas. Lo importante es reconocer los momentos de mayor experiencia. No hay respuestas correctas o incorrectas. Tan solo evalúa tu experiencia con la mayor objetividad posible. En caso de duda, elige la respuesta que primero te venga a la mente.

1. **Experimenté la dicha. (Ejemplos: una experiencia cumbre de un cuerpo alegre y enérgico; un corazón amoroso y compasivo; una mente alerta y vibrante; ligereza del ser).**
   - Nunca.
   - Raramente.
   - A veces.
   - Con frecuencia.
   - No sé.

2. **Siento que controlo mi experiencia mental: puedo tener pensamientos positivos y creativos siempre que quiera.**
   - Nunca.
   - Raramente.
   - A veces.
   - Con frecuencia.
   - No sé.

3. **La vida puede parecer un sueño, con algo oculto a la vista que es muy real y a la vez misterioso.**

    - Nunca.
    - Raramente.
    - A veces.
    - Con frecuencia.
    - No sé.

4. **Mucho más que por el éxito material, mido mi vida por mi nivel de felicidad y alegría.**

    - Nunca.
    - Raramente.
    - A veces.
    - Con frecuencia.
    - No sé.

5. **Doy la bienvenida a una gran diversidad de experiencias que le brindan riqueza verdadera a mi vida.**

    - Nunca.
    - Raramente.
    - A veces.
    - Con frecuencia.
    - No sé.

6. **Vivo el momento presente, sin revivir el pasado ni anticipar el futuro.**

    - Nunca.
    - Raramente.
    - A veces.

- Con frecuencia.
- No sé.

7. **Me experimento en el flujo, adaptándome fácilmente a nuevas situaciones.**
   - Nunca.
   - Raramente.
   - A veces.
   - Con frecuencia.
   - No sé.

8. **Experimento gratitud.**
   - Nunca.
   - Raramente.
   - A veces.
   - Con frecuencia.
   - No sé.

9. **Considero que la vida es abundante y ofrece infinitas posibilidades de realización.**
   - Nunca.
   - Raramente.
   - A veces.
   - Con frecuencia.
   - No sé.

10. **Experimento coincidencias significativas que me dicen que todo sucede por alguna razón.**

- Nunca.
- Raramente.
- A veces.
- Con frecuencia.
- No sé.

EVALÚA TUS RESPUESTAS

Este cuestionario es para verte a ti mismo según la calidad de tu vida interior. Estar en la luz es lo que une estas diez experiencias. Si tienes una vida interior rica, quizá marcarás "Con frecuencia" más de la mitad de las veces. Por otro lado, si a menudo respondiste "Nunca" o "Raramente", tu vida interior no es plena. La luz se bloqueó u oscureció. La mayoría de las personas se sitúan entre la luz y la oscuridad. Son conscientes de su vida interior, pero no recurren a ella como una gran fuente de satisfacción.

Para la mayoría de nosotros, las experiencias positivas van y vienen a voluntad; tenemos poco control sobre ellas. Los miedos, los remordimientos y los recuerdos dolorosos parecen tener vida propia. El Yoga nos enseña a cambiar la situación a través de los siguientes pasos, los cuales se convertirán en algo natural conforme avance el libro:

Prestas más atención a lo que sucede en tu interior.

Notas cualquier experiencia de estar en la luz.

Valoras esa experiencia.

Empiezas a centrarte cada vez más en la luz, incrementándola en tu vida.

Vivir en la luz es la forma más natural de vivir. Es más fácil vivir más conscientemente que seguir experimentando las cosas de forma inconsciente, impulsados por el hábito, la rutina, los viejos condicionamientos y la negación. El hábito de ser más consciente surgirá sin esfuerzo, dolor o incomodidad si tienes en cuenta que las mejores experiencias de tu vida indican que estuviste viviendo en la luz todo el tiempo, mientras luchabas por llegar allí.

TREINTA DÍAS DE YOGA REAL

Vivir en la luz puede comenzar en cualquier momento que elijas. No es difícil aprender los principios que se enseñan en el Yoga Real, y durante los próximos 30 días podemos cubrir todas las áreas principales que necesitas comprender. Tradicionalmente, estas áreas se llaman las ocho ramas, o *ashtangas*, del Yoga. Vamos a tratarlas como ocho etapas de transformación.

Este es el mapa del viaje. Nuestro viaje de 30 días se divide en seis semanas, y cada semana te da cinco días de participación —el fin de semana es tu tiempo libre para reflexionar y absorber todo lo que aprendiste—.

Doy los nombres sánscritos tradicionales de las ocho ramas, pero no tienes que memorizarlos. Lo importante es el tema de cada semana, empezando por la Inteligencia social en la Semana 1, la Inteligencia emocional en la Semana 2, y así sucesivamente. Vivir en la luz implica despertar la conciencia, capa por capa, hasta llegar a tu fuente, el verdadero yo, que es la luz de la conciencia pura.

He aquí todo el programa de un vistazo.

Semana 1. Inteligencia social

(*Etapa de transformación—Yama*)

En la primera semana, aprenderás a encontrar la luz en tu mundo social de la familia, el trabajo y las relaciones. El Yoga Real lo considera la envoltura externa de la existencia. Te mueves en él con tus propios hábitos, rituales, gustos y aversiones. Tu personalidad es tu identidad, la cual se adaptó a partir de la información y la presión de la sociedad. Al aportar luz y ligereza a tu yo social, preparas el camino para las etapas posteriores del viaje.

Semana 2. Inteligencia emocional

(*Etapa de transformación—Niyama*)

En la segunda semana, aprenderás a aportar luz y ligereza a tu vida emocional. El Yoga Real considera que esta etapa es más personal que la esfera exterior o social, aunque sigues estando involucrado con otras personas y con tus sentimientos hacia ellas. Cuando estos sentimientos son purificados, o traídos a la luz, no dependes de otras personas para desencadenar emociones negativas en ti. El victimismo y la codependencia ya no son las trampas que alguna vez fueron.

Semana 3. Lleva la luz a tu cuerpo

(*Etapa de transformación—Asana*)

En la tercera semana, aprenderás a aplicar la conciencia a tu cuerpo, aportando luz y ligereza a la forma en que percibes tu cuerpo. El Yoga considera que el cuerpo es un vehículo de la conciencia. Igual que un barco te lleva a través del océano, tu cuerpo te lleva a través del océano de la experiencia. Ya estamos todos en ese viaje. Pero, a un nivel más sutil, tu cuerpo te lleva a la plenitud y a tu verdadero yo. El Yoga Real te enseña a apreciar este aspecto, que une cuerpo y mente en una relación mutua, el cuerpomente.

Semana 4. Energía vital

(*Etapa de transformación—Pranayama*)

En la cuarta semana, aprenderás a conectar la respiración con cada estado del cuerpomente. El Yoga Real considera que la respiración es portadora de energía vital. Esta energía anima tus células y órganos y aporta vitalidad a tus pensamientos y estados de ánimo. A un nivel sutil, inhalar y exhalar es el puente entre toda la creación "ahí fuera" y cada experiencia "aquí dentro".

Semana 5. Permanecer en la luz

(*Etapa de transformación—Pratyahara*)

En la quinta semana, aprenderás a hacer de la luz tu base, ya no entrando y saliendo de la luz, sino permaneciendo siempre con ella. El Yoga Real considera que esta es la transformación más significativa; es como un segundo nacimiento. Se abre una nueva existencia. Al darte cuenta de que perteneces a la luz, ahora aceptas sin ninguna duda que estar completamente entero y curado es tu derecho de nacimiento.

Semana 6. El poder de la atención

(*Etapas de transformación—Dharana, Dhyana, Samadhi*)

En la sexta semana, las tres últimas ramas se combinan porque sirven a un único tema: el poder de la atención. Simplemente prestando atención a cualquier pensamiento, impulso, deseo u objetivo, haces que se cumpla. El Yoga Real considera que el conocimiento es poder, y cuanto más profundo sea tu conocimiento de la conciencia y de cómo funciona, más poder posees. Pero no se trata de conocimiento en el sentido de información o educación. Es un conocimiento interior que no depende de otra cosa que de vivir en la luz. Se revela el poder creativo de la conciencia.

Si quieres, puedes saltar directo a la Semana 1 del viaje, cuyo tema es la Inteligencia social. Pero me gustaría extenderme un poco más sobre por qué el Yoga es distinto como método único de transformación personal.

"CÁMBIATE A TI MISMO, CAMBIA EL MUNDO"

El Yoga Real funciona —esto se demostró a lo largo de los siglos— y la razón por la que funciona es radical. De hecho, el principio básico de todo el sistema de Yoga es tan revolucionario que parece muy improbable que alguien lo siga. El principio es simplemente este: el mundo en el que creemos vivir es irreal. Como los personajes de una película o una novela, vivimos una existencia ficticia. Al ser irreal, este mundo que aceptamos causa todo tipo de problemas y sufrimientos.

Para volver a tu verdadero yo, debes entender cómo te separaste, o perdiste, en primer lugar. El Yoga culpa a los *vrittis*, una palabra sánscrita que significa literalmente "remolinos", pero que el Yoga utiliza para describir cualquier forma de perturbación mental. El texto más venerado del Yoga son los *Yoga Sutras* de Patanjali, un texto que contiene 195 aforismos (sutras) en los que se esboza de forma autorizada todo el alcance del Yoga en la teoría y en la práctica. Ninguna enseñanza es más importante que la relativa a los *vrittis*, que aparece al principio del libro.

Estos son los tres sutras de apertura.

1. Ahora comienza una exposición del Yoga.
2. Yoga es la cesación, o el asentamiento, de las modificaciones de la mente (*vrittis*).

3. Entonces el conocedor se establece en su propia naturaleza fundamental.

Ese es todo nuestro viaje en pocas palabras. Cuando la mente se asienta en un estado tranquilo, libre de todo tipo de actividad mental (*vritti*), se revela el verdadero yo. Este es el camino directo hacia la vida ideal. La parte radical, que es bastante explosiva, está empaquetada dentro de la palabra *vritti*, porque, según el Yoga, cada etapa intermedia entre tú y tu fuente es solo una modificación de la mente. Todo el paquete de obstáculos creados por la mente se conoce como *maya*, que generalmente se traduce como "ilusión", pero incluye distracciones, engaños y pensamientos y creencias erróneas, todo lo cual nos impide experimentar el verdadero ser.

¿Es esta una forma convincente de ver tu vida? Es innegable que la mente crea sufrimiento. La lista de problemas humanos —guerra, crimen, miedo, depresión, soledad, suicidio— es larga y no le pertenece a ninguna otra criatura viviente. Lo que detiene a todos es la parte que afirma que el mundo es irreal. "Ponte delante de un autobús", se burlan los escépticos. "Y luego me dices qué tan irreal es todo".

Quizá pienses que no hay respuesta posible a ese reto. De hecho, la hay, y llegaremos a ella. El Yoga no apunta a una ilusión que se desvanecerá en una nube de humo. Los autobuses, las montañas, las nubes, las ciudades y todos los demás objetos físicos tienen su lugar, sin importar cuál sea tu visión del mundo. La irrealidad de la que habla el Yoga es más profunda. Es una base falsa que socava cualquier cosa que intentes construir sobre ella, como construir un rascacielos sobre arena. No importa lo bello, elaborado y arquitectónicamente perfecto que sea el rascacielos, apoyarlo sobre unos cimientos de arena garantiza su derrumbe.

Necesitamos el Yoga si queremos poner cimientos seguros bajo nuestras vidas, porque, si no lo hacemos, al final pagaremos un precio en dolor y sufrimiento. Si quieres basar tu vida en la realidad y no en la ilusión, el Yoga apunta a la piedra angular de la existencia: la conciencia. Según el Yoga, en realidad no vivimos en el mundo físico. Vivimos en el mundo de la experiencia, y cada experiencia tiene lugar en la conciencia. No hay nada más básico.

La "verdadera" realidad es la conciencia. Esa verdad nos da un punto de partida fiable para transformarnos. A continuación, necesitamos la motivación que nos haga desear avanzar. Esto nos lo brinda otra idea radical: cámbiate a ti mismo y cambiarás el mundo. Tú eres el único agente de cambio que realmente cuenta. ¿Cómo se crea un cambio? Tomando conciencia. Vale la pena emprender el viaje que nos lleva a profundizar en la realidad, porque cuanto más consciente seas, más cosas podrás cambiar: no solo el mundo, sino también tu cuerpo, tu mente, tus emociones, tus creencias, tus hábitos y todo lo que se te ocurra.

El Yoga es tan radical que echa por tierra todo lo que tú y yo aceptamos desde que éramos niños. Estuvimos avanzando año tras año basándonos en creencias y suposiciones completamente huecas. Algunas creencias importan más que otras. Se conocen como "creencias fundamentales", y cuando tus creencias fundamentales son erróneas y equivocadas, siempre se están gestando problemas, si no hoy, entonces en algún futuro preocupante. Para volverlas más cercanas, enumeraré las creencias fundamentales que todos nos tomamos como algo personal.

FALSAS CREENCIAS FUNDAMENTALES

Realmente no importo. Soy pequeño, ordinario e insignificante.
Solo merezco un poco de amor. En el fondo, quizá no me quieran.

La vida no fue justa conmigo. Eso es porque la vida es injusta.

Si no veo por mí, nadie más lo hará.

Hay mucho que temer en este mundo. La autoprotección es muy importante.

Si muestro a alguien que soy vulnerable, se aprovechará. Necesito parecer fuerte e independiente.

Las fuerzas de la Naturaleza son todopoderosas. Seré afortunado si no sufro por algún desastre natural.

El universo es un vasto, frío y vacío abismo. La Tierra y todos sus habitantes son menos que una mota de polvo, producto de acontecimientos aleatorios que se remontan al Big Bang.

Estas creencias minan la vida de todos. Nos las inculcan desde muy temprano y calaron tan hondo en nuestro sentido del yo que rara vez les damos una segunda mirada.

Si aceptas la irrealidad que rechaza el Yoga, tus creencias fundamentales te parecerán completamente lógicas. Mira a tu alrededor o escucha el ciclo de noticias durante 24 horas. ¿No es injusta la vida? ¿No merecemos cada uno de nosotros una cantidad limitada de amor? ¿No es la Tierra una mota de polvo flotando en un vacío frío?

Como verás en los próximos 30 días, el Yoga Real propone una vida ideal basada en un nuevo conjunto de creencias fundamentales. Estas son literalmente lo opuesto a las falsas creencias fundamentales por las que todos estuvimos viviendo de manera errónea.

VERDADERAS CREENCIAS FUNDAMENTALES

Tu existencia se basa en un campo infinito de conciencia. Es tu fuente.

Tu verdadero yo tiene acceso a posibilidades infinitas.

En tu fuente, estás conectado con el amor y la dicha infinitos.

Tu verdadero yo es inmune al miedo, la depresión, el envejecimiento y la muerte.

Siempre estás completamente a salvo. No hay nada de qué preocuparse.

No necesitas proyectar una imagen de fuerza e independencia. No necesitas proyectar ninguna imagen.

La Tierra y todo lo que hay en ella ocupan un lugar único en el tapiz de la realidad, tejido por la conciencia cósmica.

Cuando la gente lee estas afirmaciones sobre una vida ideal, asume de inmediato que no son más que las creencias de otra persona, como las creencias que subyacen en la religión organizada. Muchos dirían que toda la cuestión de la espiritualidad descansa únicamente en las creencias. Es imposible aceptar el cristianismo a menos que se afirme la divinidad de Jesús resucitado, o así lo declaró San Pablo en sus cartas a las primeras iglesias. Es imposible aceptar el budismo a menos que se afirme la iluminación de Buda y la existencia del Nirvana. Del mismo modo, para aceptar el Yoga, debes afirmar tu propia posición infinita en la creación. Desde la perspectiva de la vida cotidiana, esto parece demasiado.

Pero nada de la vida ideal es una creencia similar a las creencias religiosas. Lo que está en juego es la realidad. Las creencias se refieren a cómo te *sientes* con respecto a la realidad. El Yoga declara como un hecho que cada ser humano está inmerso en un campo de potencial infinito. Al exprimir nuestro potencial infinito en compartimentos pequeños y manejables, solo somos culpables de formar parte de la corriente principal de los seres humanos. Pero al Yoga no le importa la corriente dominante ni cómo viviste en el pasado. En la cosmovisión del Yoga, el infinito está siempre con nosotros; de hecho, es nuestra fuente. Nada de lo que hagamos para reducir nuestras vidas a un tamaño manejable tiene el más mínimo efecto en la realidad, y la realidad más elevada es, en última instancia, de lo que trata el Yoga Real.

SEMANA 1

INTELIGENCIA SOCIAL
(Rama del Yoga: *Yamas*)

ESTA PARTE DEL VIAJE

El Yoga Real empieza por mejorar la vida social que llevas. Tu interacción con otras personas refleja mucho sobre ti. Las fuerzas internas se hacen visibles y estas fuerzas internas son las que dictan lo que sucede con tu yo social, el yo que muestras al mundo.

Muy pocas personas miran los reflejos que les da la vida y ven lo que les gustaría ver. Incluso las personas más cercanas a nosotros no nos responden sin añadir su propio sesgo —sus propias opiniones, expectativas y creencias— a lo que nosotros decimos o hacemos. Comenzaremos el viaje del Yoga Real desenredando los reflejos mezclados que nuestro yo social está creando, porque esa es la única manera de cambiar cómo nos relacionamos con los demás y cómo nos responden. Podemos elegir: nuestro yo social puede ser radiante de luz y ligereza, o puede ser simplemente un caparazón exterior, creado para servir a nuestro ego y pulir nuestra autoimagen.

En resumen, la Semana 1 trata de la historia que estamos viviendo y de cómo crear una historia mejor, que refleje los niveles del yo que están más cerca de nuestra fuente.

LUNES

Mejora tu historia

Empieza repitiendo en silencio el tema de hoy:

Yo creo la paz que me rodea.
Yo creo la paz que me rodea.

Si la historia de tu vida fue perfecta hasta ahora, no hay necesidad de recurrir al Yoga para mejorar la perfección. La historia personal de cada uno se crea a partir de luces y sombras. Nos defendemos del dolor, que nos hace temer el futuro, y del pasado, que nos devuelve momentos dolorosos. Estas restricciones autoimpuestas son el centro de la primera rama del Yoga, que Patanjali llama *yamas*, traducido a menudo como "directrices" o "reglas de conducta".

Nota: haré referencia de pasada a Patanjali y a su obra definitiva, los *Yoga Sutras*, pero ten en cuenta que la terminología tradicional no es crítica, solo los resultados son críticos.

Cuando seas consciente de las limitaciones que te impusiste a ti mismo, podrás mejorar tu historia. Conforme progreses rama a rama en el Yoga Real, llegará el momento en que se desvanecerán todas las historias que creíste. Pero también es cierto que no puedes encontrar la luz cuando eres tú quien la bloquea, y eso es lo que hacen las historias infelices.

Una historia mejorada es más fácil de disfrutar y, por lo tanto, más fácil de evadir cuando llega el momento. No es una afirmación mística. Si tienes una infancia feliz, es mucho más fácil dejarla atrás que una infancia infeliz, que sigue regresando para bloquear la felicidad futura.

Todas las tradiciones espirituales describen la "vida correcta" como un objetivo importante, y el Yoga está de acuerdo. Los *yamas*, sin embargo, no son una serie de enseñanzas éticas. *Vivir correctamente* en Yoga significa "traer la luz de la conciencia para disminuir las cosas que bloquean la realización". Los cinco *yamas*, tal como se interpretan para la vida moderna, son las claves principales de la vida correcta:

1. Tratar a todos con paz y no violencia.
2. Actuar y decir tu propia verdad.
3. Actuar desinteresadamente, sin envidia, codicia ni avaricia.
4. Irradiar una presencia de pureza e inocencia.
5. Actuar con confianza en uno mismo, sin aferrarse ni crear dependencia en los demás.

Hoy hablamos del primer *yama*, que te pide vivir en paz con los demás. El objetivo es relacionarse pacíficamente con todo el mundo. Esa es la primera y más básica mejora de tu historia.

El llamado del Yoga a la no violencia suele malinterpretarse porque la gente cree que no es espiritual a menos que experimente serenidad y la paz que sobrepasa el entendimiento. Con esa expectativa en mente, acaban conteniendo su ira con paciencia, incluso cuando está justificada, fingiendo estar más en paz de lo que realmente están y sintiéndose culpables por meterse en discusiones y participar en conflictos.

La paz interior es un estado maravilloso, pero seamos claros: nuestro viaje aún no llegó allí. La primera rama del Yoga trata sobre tácticas sociales: utilizar tu inteligencia para aportar más luz y ligereza a la historia que estás viviendo.

Las tácticas para crear una vida pacífica están al alcance de todos:

LAS PRÁCTICAS DE LA PAZ

No crees estrés para ti ni para los demás.

Busca áreas de acuerdo en lugar de áreas de discordia.

Asume la responsabilidad de tu propia ira y resentimiento. No los descargues en otras personas.

Deshazte del hábito de culpar a los demás.

Sé consciente de tu impulso de juzgar, criticar y ofenderte. Siempre que sea posible, no te dejes llevar por ese impulso.

Distánciate de las personas y situaciones hostiles.

Si adoptas estas prácticas, no llevarás una vida santa. Sin embargo, habrás logrado vivir correctamente, lo cual, en esta etapa, es un gran paso en tu evolución.

Ejercicio

Tómate tu tiempo para repasar las prácticas de paz enumeradas arriba y pregúntate sinceramente si las estás realizando bien. La inteligencia social es una habilidad y, como todas las habilidades, puede aprenderse. El aprendizaje no se produce de golpe, sino por partes, así que elige una estrategia de la lista y establece tu propia curva de aprendizaje. La ira es una buena estrategia para empezar, porque, junto con el miedo, es una de las dos emociones negativas básicas.

El *yama* te pide que seas responsable de tu ira, que no la transmitas, que no la desates sobre los incautos ni la canalices como culpa hacia otro. Para hacer un uso práctico de este *yama*, empieza a seguir las tácticas correctas.

Cuando sientas que te estás enojando, haz una pausa y detente a la primera señal de que estás perdiendo la compostura.

Abraza el impulso.

Siéntate en tu conciencia por un momento.

Hacer una pausa para ser consciente es una forma poderosa de desactivar cualquier comportamiento negativo hacia ti mismo. Si después de hacer una pausa tu enojo sale de todas formas, al menos eso es un comienzo. Cuando estés más tranquilo, pregúntate si tu arrebato mejoró la situación. Si puedes ver claramente que no fue así —tal vez empeoró la situación— habrás dado otro paso hacia la conciencia interior.

El Yoga enseña que todos tus comportamientos están sujetos a tu control. Si quieres que las prácticas de paz pongan la paz bajo tu control, sigue los dos pasos que mencioné para la ira. Es decir, haz una pausa cuando veas que no actúas de forma pacífica. Luego, si no lograste controlar ese comportamiento, haz una pausa y pregúntate si mejoraste o empeoraste la situación.

Aunque desplegaré el Yoga una semana a la vez, sus enseñanzas están pensadas para toda la vida. Las prácticas de la paz funcionan. Sin duda mejorarán tu historia vital. No te presiones para adoptarlas. Simplemente haz que formen parte de tu conciencia conforme creces en inteligencia social.

MARTES

Vive tu verdad

Comienza repitiendo en silencio el tema de hoy:

Confío en que la verdad me mostrará el camino.

Confío en que la verdad me mostrará el camino.

El segundo *yama* es acerca de hablar y actuar desde nuestra propia verdad. El yo social es muy bueno para torcer la verdad. Muchos practicamos "seguir la corriente para llevarnos bien", lo que nos enseñó a no decir lo que pensamos. Tememos las represalias si decimos a ciertas personas la dolorosa verdad sobre sus defectos. Nos acobarda la idea de que otra persona nos avergüence o humille por sacar a la luz nuestros propios defectos. El segundo *yama* aborda la complicada relación que todos tenemos con la verdad.

El problema comienza con la diferencia entre dos tipos de verdad: la verdad relativa y la verdad absoluta. Cuando vives en la luz, la verdad absoluta te sostiene. Por ejemplo, una verdad absoluta es que el amor es eterno, que la vida es infinitamente abundante y que la vida está hecha para ser experimentada sin dificultad. Cuando te fusionas con tu verdadero ser, la verdad absoluta es lo que eres.

Pero tu yo social lidia con verdades relativas. La verdad relativa causa más problemas de los que resuelve; por lo tanto, necesitas utilizar las tácticas adecuadas que se aplican a esta parte de tu historia. La verdad relativa viene definida por la situación en la que te encuentras. Un padre que regaña a un hijo por portarse mal no está en la misma situación que un adulto que regaña a otro adulto. En el primer caso, la orientación paterna enseña con veracidad lo que está bien y lo que está mal. En el segundo caso, el regaño es una afrenta, porque un adulto no tiene derecho a imponer sus valores morales a otro.

La verdad relativa no es estable ni fiable. Está constantemente abierta al desacuerdo. Estar seguro de que uno tiene razón y los demás están equivocados crea una hostilidad interminable en el tráfico, la religión, la política y la vida familiar. Sin embargo, cada persona justifica su participación en las hostilidades sintiendo que la verdad está de su parte. Para mejorar tu historia en este ámbito, el Yoga Real proporciona tácticas esenciales para aumentar la inteligencia social.

LAS PRÁCTICAS DE LA VERDAD

Abandona la certeza de que siempre tienes la razón.

Permite la posibilidad de que cada uno tenga su propia verdad.

Aférrate a tu verdad en silencio. No te apresures a difundirla.

No les digas a los demás que están equivocados.

Date cuenta de que tu verdad existe para traer luz a tu vida y a los que te rodean.

No utilices el "solo digo la verdad" como pretexto para culpar, criticar y crear discordia.

Cuando tu verdad es compatible con la luz, no te creará problemas. Cuando tu verdad es un disfraz del deseo de herir, criticar y culpar a otras personas, ni siquiera estás practicando la verdad relativa, sino que te estás mintiendo a ti mismo.

Ejercicio

Echa un vistazo a la lista de prácticas para vivir tu verdad. Observa con honestidad qué tan bien estás siguiendo estas prácticas. El primer paso, como ya dijimos, es hacer una pausa y evitar seguir un impulso que empeoraría la situación. El segundo paso es reflexionar después sobre si tu respuesta ayudó a mejorar la situación.

Por ejemplo, imagina que estás hablando con un amigo o familiar con cuyas creencias estás en total desacuerdo. Los temas más delicados suelen ser los conocidos: religión, política y dinero. Sientes el impulso de corregir a esa persona, actuando desde la certeza de que sabes la verdad. Esta certeza es una señal segura de que estás usando la verdad relativa para fines equivocados. No hay ninguna posibilidad de corregir a la otra persona. En cambio, estarás creando resistencia y hostilidad. El nivel de estrés de ambos aumentará.

¿Cómo sabes que esas reacciones negativas serán el resultado? La inteligencia social te lo dice. Enfrentar a alguien con tu verdad es un ejemplo perfecto de hacer más de aquello que nunca funcionó en primer lugar. Al contenerte, eliges una verdad más elevada, y la verdad más elevada es que traer luz a cualquier situación comienza por no aumentar la oscuridad.

MIÉRCOLES

Ser tú mismo

Comienza repitiendo en silencio el tema de hoy:

Abrazo la totalidad de mí mismo.
Abrazo la totalidad de mí mismo.

El tercer *yama* consiste en actuar de forma desinteresada, sin envidia, celos, codicia ni avaricia. Lo que hace que esta guía sea difícil de seguir es que constantemente comparamos nuestras historias con las de los demás. Los ricos, poderosos y superdotados parecen existir para alimentar la envidia, y cuando nos mueve el ascenso social y la ambición, estas motivaciones suelen provenir del deseo de no ser vistos como inferiores o de no quedarnos atrás. En consecuencia, es más fácil complacerse con "quiero tu historia en vez de la mía" que con mejorar la propia.

El Yoga Real enseña que las historias son solo fases temporales. Las cosas que envidias y codicias no son los valores del verdadero yo. Puedes elegir envidiar a los ricos y famosos, y esto puede darte motivación para arañar y competir por tu oportunidad de tener el anillo dorado. Pero en tu feroz concentración y determinación, perderás de vista la totalidad de la vida.

Aunque utilizamos la palabra *integridad* para referirnos a todo, desde los alimentos integrales hasta la medicina holística, el Yoga tiene una visión única de ella. El punto de vista yóguico es que ya estás completo, pero no te das cuenta de ello. En lugar de esforzarte por superar tu lucha interior, junto con las creencias y condicionamientos de toda una vida, el Yoga Real solo te aconseja una cosa, y esa cosa es ser tú mismo, porque ningún otro comportamiento te abrirá el camino hacia descubrir tu verdadero yo.

Las prácticas de los *yamas* son como un campo de pruebas para determinar si la visión de la integridad del Yoga funciona literalmente. Al practicar el tercer *yama*, acabas con la envidia, la codicia y la avaricia simplemente siendo tú mismo, alejándote de los hábitos que te impiden saber quién eres en realidad.

LAS PRÁCTICAS DE SER UNO MISMO

Deja de compararte con los demás.
No dependas de otras personas para que te validen.
Deja a un lado las críticas y los juicios de los demás.
Ve más allá del autojuicio.
Acepta quién eres y aprecia lo que tienes que ofrecer.
Dales a todos el espacio para ser ellos mismos.
Asume que todas las personas, en su esencia, son íntegras.

La clave de estas prácticas es vivir sin compararse con nadie. En el Yoga clásico, este *yama* trata específicamente de no ser envidioso ni codicioso. Amplié el tema para la vida moderna, en la que los medios de comunicación nos inundan con razones para sentirnos inadecuados porque no somos tan ricos, guapos, inteligentes o talentosos como otra persona; por lo tanto, sentimos la necesidad de adquirir más y más de aquello que nos falta. El consumismo sin fin nos ofrece sustitutos para abrazar lo que somos. Anhelar el próximo iPhone, una camioneta todo terreno más grande, más canales *premium* en tu televisor inteligente y todo el resto de las cosas materiales ostentosas que nos rodean es un sustituto vacío del verdadero yo.

El Yoga Real no te está diciendo que veas tu vida actual y la califiques de perfecta: los *yamas* tratan de mejorar tu historia. Acércate a tu vida con una actitud de "soy suficiente en mí mismo", en lugar de una actitud de inseguridad y carencia. La inteligencia social nos dice que un punto de partida tan negativo no traerá una vida mejor; solo hace que tu vida actual sea menos gratificante.

Ejercicio

No puedes ser tú mismo si estás constantemente distraído. El ejercicio de hoy consiste en ser más consciente de los momentos en los que estás estresado, preocupado, abrumado, confuso o distraído de alguna manera. Cuando notes que estás sintiendo cualquiera de estas cosas, busca un rato para estar a solas en un lugar tranquilo.

Respira hondo varias veces, cierra los ojos y centra tu atención en la región del corazón. Sigue tu respiración con suavidad mientras inhalas y exhalas. No intentes controlar ni reprimir ningún pensamiento que surja. No intentes cambiar nada. Simplemente fluye con el momento tal y como se presenta porque esa es la base para una vida en plenitud.

Esta sencilla práctica de centrarse en uno mismo reaparecerá una y otra vez en nuestro viaje. Sin importar en qué rama del Yoga te centres, es crucial que la experiencia sea natural y fácil. No hay nada más natural y fácil que ser uno mismo. Tu sentido del yo es tu compañero de por vida, y te traerá inmensas recompensas cuando empieces a darte cuenta de que el yo que percibes es el verdadero yo.

JUEVES

El valor de la inocencia

Comienza repitiendo en silencio el tema de hoy:

Trato cada día como un mundo nuevo.
Trato cada día como un mundo nuevo.

El cuarto *yama* consiste en irradiar una presencia de pureza e inocencia. El contraste con la vida moderna no podría ser más flagrante. A medida que el tiempo avanza inexorablemente desde el momento en que nacemos, la inocencia va quedando atrás. Nuestras experiencias nos enseñan los riesgos y obstáculos de la vida, dejamos de confiar automáticamente y empezamos a desconfiar de la misma forma. La mayoría de la gente estaría de acuerdo con este breve esbozo, pero el Yoga Real se opone. La realidad es atemporal, y las cosas que perdemos, como la inocencia y la confianza, no deberían perderse. Se desvanecen de nuestras vidas porque nos compramos un esquema en el que todo el mundo está de acuerdo, el esquema que idealiza la juventud y teme los estragos del tiempo.

Ahora mismo, puedes dejar de creer la ilusión de que tu vida está regida por el reloj y el calendario. La luz siempre está presente; cada día es un nuevo comienzo; y la inocencia siempre puede renacer. Adopta esos principios y tu comportamiento los seguirá.

Aplicada a tu yo social, la inocencia implica un conjunto de prácticas, al igual que todos los *yamas*.

LAS PRÁCTICAS DE LA INOCENCIA

No traslades viejas expectativas a situaciones nuevas.

No temas el presente por las malas experiencias de tu pasado.

Practica la confianza, incluida la capacidad de confiar en ti mismo.

Muéstrate abierto a los demás siempre, en lugar de ponerte a la defensiva o desconfiar de ellos.

Mantente atento al estado de ánimo de la gente que te rodea. No les impongas tu estado de ánimo.

En lugar de intentar controlar a los demás y los acontecimientos del día, dales espacio para que se desarrollen como quieran.

Al igual que los demás *yamas*, estos principios se basan en la inteligencia social. Con ellos no pretendes cambiar tus creencias y hábitos internos. Por eso se aplica la palabra *táctica*. Sin embargo, hay niveles más profundos en los *yamas*, y uno de ellos tiene que ver con el uso adecuado de la energía. La conexión con la inocencia no es obvia, así que permíteme que te lo explique.

El Yoga Real enseña que la energía que gastas durante el día es para que tú la controles y, a medida que mejoras en su control, se te proporciona más energía. Esto se aplica a todo tipo de energía: física, mental y emocional. Un buen ejemplo es la energía del amor. Enamorarse es un estado desorganizado, conocido como "enamoramiento". Cuando estás enamorado, nada importa excepto la persona amada, y todas tus energías se dirigen a ella, incluida la energía sexual. Cuando estás atrapado en el enamoramiento, descuidas los demás aspectos de la vida diaria. En el extremo opuesto se encuentra la existencia sin amor. La alegría y la vitalidad del amor no están presentes; los demás aspectos de la vida acaparan toda tu atención.

Sin embargo, existe una etapa de amor maduro en la que hay un flujo constante de energía amorosa y sexual. Dos personas comparten la satisfacción y la confianza que aporta el amor maduro, y su amor evoluciona hacia niveles más profundos de cariño y aprecio. La conexión con la inocencia se produce porque ambas personas están abiertas a la otra, sin acumular viejos resentimientos, heridas, desacuerdos y un sentimiento de "lo mismo de siempre".

La inocencia es lo mismo que no tener planes. Sin enamorarte, puedes tratar a todas las personas de tu vida con franqueza y aprecio. Eso es un signo de inteligencia social, porque estás usando tu energía física, mental y emocional sin agotarte, por un lado, ni dejarte dominar por la inercia, por el otro. En el Yoga clásico, el cuarto *yama* se asocia con la castidad sexual, pero para la gente moderna, la verdadera cuestión no es la inocencia y la pureza sexual, sino el uso correcto de todo tipo de energía.

Ejercicio

Haz una lista de las personas y situaciones en las que estás malgastando tu energía o utilizándola de forma ineficaz. Los signos reveladores son que tus esfuerzos no te llevan a ninguna parte; te sientes agotado; la frustración está siempre presente, y sigues esforzándote demasiado sin obtener resultados. Casi siempre hay también una acumulación de bajas expectativas y el recuerdo de fracasos y frustraciones del pasado.

Tu lista podría incluir a un miembro de la familia que nunca hace sus tareas, un hijo por el que te preocupas constantemente o un compañero de trabajo que no para de exigirte tiempo de forma trivial.

Ahora observa a la persona o situación desde el punto de vista de tu energía y de cómo la gastas. Utiliza las categorías de energía física, mental y emocional. Por ejemplo, quizá un amigo tuyo llegue siempre tarde y este comportamiento desconsiderado te irrite mucho. Cada vez que se repite, te sientes agotado y te arrepientes de haber quedado de verlo.

Pero es importante que te des cuenta de que tu energía no está siendo drenada o explotada por otra persona. La estás drenando y explotando tú.

Tu respuesta dejó de ser abierta y persigues, aunque sea en silencio, una motivación de sufrimiento que complementa la motivación de desconsideración de tu amigo. Siempre hay una forma mejor de tratar con tu propia energía para que no haya motivaciones ocultas de por medio. Observa las prácticas enumeradas para el cuarto *yama* y da el primer paso para aplicar al menos una de ellas. Mide tu éxito en función de cómo mejora tu propio nivel de energía: ese es el objetivo de este *yama*.

VIERNES

La alegría de soltar

Comienza repitiendo en silencio el tema de hoy:

No siento ninguna necesidad de aferrarme o agarrarme.
No siento ninguna necesidad de aferrarme o agarrarme.

El quinto *yama* consiste en actuar con confianza en uno mismo, sin aferrarse ni crear dependencia en los demás. No aferrarse es sinónimo de soltar. Todo el mundo vivió la experiencia de soltar después de que la lucha por aferrarse se haya agotado. El momento de soltar supone un suspiro de alivio. Te quitaste un peso de encima y eres libre para seguir adelante. La experiencia de soltar es tan gratificante que uno se pregunta por qué la gente hace lo contrario, aferrarse a rencores, resentimientos, malas relaciones, hábitos contraproducentes, etcétera. El Yoga Real dedica el último *yama* a no aferrarse porque la incapacidad de soltar es ancestral y tiene muchos tentáculos.

Tu yo social fue entrenado para adoptar la agenda del ego, que puede enunciarse simplemente como "más para mí". Nos agarramos, nos aferramos y nos asimos como un reflejo, nuestro modo automático de conseguir más dinero, más amor y más experiencias placenteras para protegernos de la amenaza de la pérdida. En términos psicológicos, el resultado del aferramiento, cuando se produce en una relación, es la codependencia. Dos personas se aferran la una a la otra, a pesar de que lo que el ego desea —amor, gratificación sexual, seguridad y respeto— ya no se obtiene de la relación. El hábito de aferrarse se apoderó de ti sin que haya nada positivo en ello. "Pero ál menos seguimos juntos" es la razón de ser de las relaciones codependientes.

El objetivo del Yoga Real es acabar con el hábito de aferrarse, ya sea en las primeras o en las últimas etapas. La inteligencia social enseña que cuando tienes tu propio espacio y les das espacio a los demás, todos salen beneficiados. Las prácticas de no aferramiento surgen de esta comprensión.

LAS PRÁCTICAS DEL NO AFERRAMIENTO

Pide a los demás el espacio que necesitas. Da a los demás el mismo espacio antes de que tengan que pedirlo.

No animes a nadie a aferrarse a ti por lástima o superioridad.

Practica la autosuficiencia y la independencia.

Asume la responsabilidad de tu vida, encontrando soluciones por ti mismo.

Evita las relaciones en las que una persona domina a la otra.

Abandona la necesidad de controlar.

No seas avaro con el dinero y las posesiones. Elige la generosidad siempre que puedas.

Si aplicas estas prácticas en la vida diaria, empieza a producirse un cambio. Te das cuenta de que te aferras de formas que no son productivas y que la mayoría de las veces son contraproducentes para ti. Es casi imposible seguir la motivación del ego de "más para mí" sin aferrarte al mismo tiempo a lo que adquieres, ya sea dinero y posesiones o estatus y familia.

Las relaciones son la prueba de fuego. La inteligencia social es realista. Reconoce que la mayoría de las personas tienen una fuerte vena de dependencia. Están más que dispuestas a dejarse guiar por una persona más fuerte y dominante. Se sienten demasiado débiles o inseguras para practicar la autosuficiencia. Ante esta realidad, muchas relaciones consisten en encontrar la "pieza que falta". Dos personas encuentran apoyo mutuo porque suplen lo que a la otra persona le falta.

Las relaciones en las que falta una pieza quizá son las más comunes, y pueden aportar una sensación de seguridad y pertenencia. La trampa es la ilusión de estar completo. Dos personas incompletas no forman un todo, y la totalidad es el objetivo del Yoga. Sin embargo, también es posible que, con un apoyo amoroso, dos personas puedan animarse mutuamente a evolucionar y alcanzar la plenitud que se encuentra en el verdadero yo.

Ejercicio

La tentación de aferrarnos a otra persona es fuerte cuando nosotros mismos nos sentimos incompletos. Observa a tu cónyuge o pareja (si eres soltero, elige a tu amigo o familiar más cercano) y haz una lista de los aspectos en los que crees que es mejor que tú. ¿Esa persona es más inteligente, más creativa, más popular o gana más? ¿Parece más segura de sí misma que tú, o más capaz de llevarse bien con los demás?

Tu lista te muestra dónde te falta una pieza, un agujero en tu autoestima. Ahora piensa en formas de llenar esos agujeros tú mismo.

Empieza por no aferrarte a la otra persona. Está muy bien admirar a tu pareja o a tu amigo por sus cualidades positivas. Pero tú no eres una esponja que pueda absorber esas cualidades. Ganártelas por ti mismo es la única manera.

Lo que buscas en cualquier relación es el respeto mutuo, en primer lugar por parte de tu cónyuge o amigo, pero también de los demás, que podrían tener la tentación de pensar: "Él es lo bastante listo para los dos" o "Ella tiene suficiente dinero para dos". La desigualdad en dinero, éxito laboral y posición social desestabiliza una relación mutua. Piensa en cómo puedes encontrar algo valioso que aportar; debe ser algo que te haga sentir más autosuficiente y digno.

No es necesario equilibrar la balanza compitiendo: esta táctica rara vez funciona. Deja que tu pareja o amigo disfrute de las cualidades que lo hacen especial, mientras desarrollas en ti las cualidades que te hacen especial. Los valores más importantes son el amor, la compasión, la creatividad, el servicio, la alegría, la inteligencia, la evolución personal y el conocimiento de uno mismo. Todos ellos pertenecen a tu verdadero yo, y cuando persigues estos valores como un yo social, empiezas a conectar más estrechamente con tu verdadero yo, que es tu fuente.

EXPLORACIÓN AVANZADA

Si quieres profundizar en el Yoga clásico, hay muchas fuentes de información sobre los *yamas*, empezando por toda la información gratuita en internet. Busca los nombres sánscritos de los *yamas* que aparecen a continuación con sus traducciones tradicionales.

Ahimsa: no violencia.
Satya: veracidad.

Asteya: no codicia.
Brahmacharya: restricción sexual.
Aparigraha: no agarrar, no aferrarse.

SEMANA 2

INTELIGENCIA EMOCIONAL
(Rama del Yoga: *Niyamas*)

ESTA PARTE DEL VIAJE

En la Semana 1 nos ocupamos de nuestro yo social, que es cómo nos presentamos al mundo y a los demás. En la Semana 2 nos ocuparemos de nuestro yo emocional, que se refiere a nuestro yo personal y privado. Solo tú sabes cómo te sientes y qué te hace feliz o infeliz. El viaje del Yoga Real consiste en acercarte cada vez más a tu verdadero yo. Cada paso del camino hace la luz más brillante y elimina otra capa de obstáculos mentales (*vrittis*) que bloquean la luz. Estos dos pasos nunca cambian.

La segunda rama del Yoga describe las prácticas conocidas como *niyamas*. Son complementarias a los *yamas*, ya que ambas implican "vivir correctamente". Pero los cinco *niyamas* son más sutiles e íntimos. Las emociones de todos nosotros son una maraña de sentimientos positivos y negativos, lo que las convierte en un terreno perfecto para aprender a distinguir la luz de la oscuridad. Esto sucede cuando desarrollamos nuestra inteligencia emocional. Todo el mundo tiene inteligencia emocional, pero suele estar en un nivel no muy avanzado desde la infancia. Nuestras emociones van y vienen sin ningún tipo de control consciente.

Antes de poder controlar tus emociones, primero debes entender qué significa *control*. No significa suprimir, inmovilizar o negar esos sentimientos que te parecen indeseables y que no quieres experimentar. En cambio, el control emocional, tal y como lo entiende el Yoga, significa encontrar el núcleo de felicidad que es tu verdadero yo y volver a él. Los cinco *niyamas* te proporcionan las habilidades para lograrlo.

LUNES

Emociones purificadas

Comienza repitiendo en silencio el tema de hoy:

Experimento la luz a través de mis emociones.
Experimento la luz a través de mis emociones.

En la vida de la mayoría de las personas, sus emociones las controlan, y no al revés. El fuerte aumento de la ansiedad y la depresión en las últimas décadas es una clara prueba de ello. Por eso parece extraño, incluso increíble, que el Yoga Real nos pida que controlemos nuestras emociones. El miedo, la preocupación y la ansiedad no deben andar a sus anchas por la mente. La pena y la tristeza no deben abrumarnos hasta el punto de la parálisis y la impotencia.

Según el Yoga, estas condiciones se producen debido a impresiones hechas en el yo emocional. Las heridas emocionales son tan reales como las físicas, pero las impresiones que describe el Yoga, conocidas como *samskaras*, son invisibles y a menudo no recordamos cómo ni cuándo ocurrieron.

Incluso sin saber de dónde vienen, estos residuos de tu pasado son los obstáculos que bloquean la luz. En términos emocionales, la luz se experimenta como dicha. Cuando tu yo emocional está en contacto directo con tu verdadero yo, experimentarás la dicha como un estado normal. Los cinco *niyamas* te proporcionan las habilidades necesarias para establecer esa conexión. Cada habilidad refuerza tu inteligencia emocional, como a continuación se menciona:

1. Cuidar la higiene mental, que purifica las emociones.
2. Aprender a estar contento, a aceptarte a ti mismo y a aceptar a los demás.
3. Transformar los viejos hábitos emocionales.
4. Comprender claramente que tu verdadero yo es real, tangible y poderoso.
5. Reconocer tu realidad superior y entregarte a ella.

El Yoga Real se basa en el poder de la conciencia, que incluye el poder de sanar el pasado. Si tu vida emocional transcurre enteramente en el presente, el pasado se cura en automático: ya no vuelves allí. El truco no es cómo estar en el momento presente: estás ahí en cualquier momento en que te concentres en lo que tengas delante, ya estés cociendo un huevo, llevando a un niño del colegio a casa o cumpliendo una entrega en el trabajo.

El truco está en permanecer en el presente. Todo tipo de distracciones sacan a la mente de la conciencia del momento presente. Los *niyamas* se ocupan de las distracciones emocionales. Las peores son las emociones negativas que surgen espontáneamente, como el miedo, la preocupación, la vergüenza, la culpa, la ira y sus desagradables relaciones.

Por lo tanto, el primer *niyama* consiste en purificar tus emociones para librarlas de estas distracciones tóxicas. Antes de ser distorsionada por los *vrittis*, la conciencia, por su propia naturaleza, es inmaculada, o pura. ¿Cómo se relaciona esto con las emociones?

Tu yo emocional es donde se almacenan las viejas heridas en forma de impresiones. Las impurezas, que necesitan curación, son las que hacen que estas impresiones sean oscuras, como las humillaciones, la vergüenza y la culpa del pasado.

LAS PRÁCTICAS PARA LA CURACIÓN EMOCIONAL

Favorece tus emociones positivas.

Rechaza el recuerdo de viejas heridas.

Afronta tus sentimientos con sinceridad, sin negarlos ni reprimirlos.

Date cuenta de que el pasado ya no existe, excepto como ilusión de la memoria.

Busca amistades que acentúen las emociones positivas.

Sé suave contigo mismo, no te presiones para cambiar.

Observa tus emociones con cierto desapego. No te entregues a ellas en exceso ni las exageres.

Vuelve a la dicha tan a menudo como puedas.

Desentrena tus viejas respuestas emocionales habituales.

Todas estas prácticas se basan en la dicha como realidad permanente y en la conciencia distorsionada como algo temporal. Lo que sigue es que nuestras emociones negativas son respuestas aprendidas. En algún momento de nuestro pasado empezamos a favorecer, casi siempre de pequeñas maneras, estar tristes, indefensos, preocupados, victimizados o deprimidos, por nombrar los hábitos emocionales más comunes. Estos pequeños comienzos empezaron a producirse en cascada cuanto más dependíamos de ellos. Lo que inició como un comportamiento defensivo y protector alcanza un punto de inflexión. (La pasividad, por ejemplo, es una forma psicológica de hacerse el dormido, de defenderse al no llamar la atención). Después de eso, entrenaste a tu yo emocional para utilizar este comportamiento aprendido todo el tiempo.

En ese contexto, la pureza que se pide en el primer *niyama* es una página en blanco, y las prácticas implicadas son recordatorios de que se puede limpiar la pizarra: lo que se aprende se puede desaprender. Lo contrario de la pureza es la toxicidad, y el primer *niyama* puede expresarse como liberarte de la toxicidad.

LAS PRÁCTICAS PARA ELIMINAR TOXINAS

Exponte a personas y a experiencias edificantes.

Sal a la naturaleza todo lo que puedas.

Duerme bien de 8 a 9 horas seguidas cada noche.

Evita las toxinas físicas, como el alcohol, las drogas y el tabaco.

Mantente alejado de amigos y familiares con actitudes negativas persistentes.

Trabaja en un entorno feliz y positivo.

Haz suficiente actividad física cada día para sentirte flexible y activo.

El cuerpo dispone de mecanismos naturales para desintoxicarse. Esto se reconoce desde hace tiempo físicamente a través de la acción de órganos como los riñones, que eliminan las toxinas de la sangre. Pero también existe una conexión mental y psicológica, porque se descubrió que el cerebro utiliza el sueño para eliminar los restos tóxicos del día anterior.

El primer *niyama* va a un nivel más profundo, al estado espiritual de pureza, que se basa en la conciencia pura. Pero *más profundo* también significa "expandido", porque el Yoga enseña que la conciencia es la sanadora definitiva, sin importar el nivel en que se produzca.

Ejercicio

Con papel y pluma en la mano, repasa las dos listas de prácticas para la curación emocional y la eliminación de toxinas. Califícate según lo bien que crees que lo estás haciendo en ambas áreas. Toma uno de tus puntos fuertes y escribe cómo puedes ampliarlo. Una vez hecho esto, anota tu punto más débil y escribe cómo mejorarlo.

Tal vez tu punto más débil sea que permites mucho que vuelvan viejos recuerdos de heridas pasadas. Desentrénate adoptando el hábito de ver esos recuerdos a los ojos y decir en silencio: "Ya no te necesito". Siéntate y céntrate en una simple meditación de respiración hasta que el recuerdo desaparezca. Después levántate y tómate unos momentos para estirarte y moverte, lo que suele ser bastante eficaz para hacer que los pensamientos negativos se disipen de forma natural.

Es probable que tus puntos fuertes sean mucho más fáciles de abordar: basta con que hagas más cosas que te inspiren para que, de forma natural, experimentes la felicidad. ¿Por qué hacer este ejercicio? Anotar tus puntos fuertes te recuerda que no debes darlos por sentados y olvidarte de reforzarlos.

MARTES

Encuentra la aceptación de ti mismo

Comienza repitiendo en silencio el tema de hoy:

Ser yo mismo me da satisfacción.
Ser yo mismo me da satisfacción.

El segundo *niyama* es acerca de aprender a estar contento, a aceptarse a uno mismo y a aceptar a los demás. Una enseñanza básica del Yoga Real es que no puedes alcanzar tu verdadero yo sin primero hacer las paces con los demás. La forma más fácil de entenderlo es observando lo contrario. Si estás descontento con tu vida emocional, tu descontento te molestará con los mismos problemas emocionales una y otra vez. Como un imán, tu mente se sentirá atraída de nuevo por la ira, el resentimiento, la envidia y el miedo no resueltos. Las impresiones del pasado (*samskaras*) existen para atraer tu atención, no para hacerte daño, sino para motivarte a buscar el cambio.

El descontento por sí mismo no basta para impulsar a una persona en el camino espiritual. No puedes superar el dolor emocional al inisitir en él; esta es una idea básica de la inteligencia emocional. El problema es que el descontento solo sirve para alimentar más descontento. Hay que añadir el elemento que proporciona el segundo *niyama*, el cual se centra en encontrar la satisfacción y la autoaceptación aquí y ahora.

LAS PRÁCTICAS PARA LA AUTOACEPTACIÓN

Recuérdate a ti mismo tu propia bondad y valía. Rechaza cualquier opinión contraria a eso, tanto tuya como de los demás.

Encuentra cada día algo con lo que estar contento.

Refuerza tus experiencias felices.

No te obsesiones con tus experiencias infelices.

Rodéate de personas con alta autoestima.

Elige actividades que te hagan sentir bien contigo mismo.

Vigila no caer en la falsa autoestima (los síntomas son la vanidad, el egoísmo, el orgullo, la arrogancia y la jactancia).

No hagas que los demás se sientan pequeños para que tú puedas sentirte más grande.

La enseñanza subyacente a todas estas prácticas es que tu yo emocional existe para darte plenitud. No estás aquí para ser importante, exitoso y respetado mientras te sientes miserable por dentro. No estás aquí para buscar el placer o para distraerte del dolor. Aunque tu yo emocional no es tu verdadero yo, debería reflejar tu verdadero yo, que te envía silenciosamente impulsos de felicidad y autoaceptación total.

Los *niyamas* también definen lo que *no debes hacer* si tu objetivo es vivir correctamente. Ser consciente de lo que no se debe hacer es tan productivo como conocer las prácticas para la autoaceptación. La inteligencia emocional contiene ambas cosas. Lo opuesto a la autoaceptación es la baja autoestima, por lo que hay que centrarse en este aspecto.

FORMAS EN QUE DISMINUYES TU AUTOESTIMA

Comparándote desfavorablemente con otras personas.

Recordándote a ti mismo tus defectos.

Condenando todos tus errores, por triviales que sean.

Estableciendo un ideal de perfección que nunca alcanzarás.

Siendo poco razonable en las exigencias que te impones a ti mismo.

Aferrándote a viejas experiencias de culpa y vergüenza.

Fingiendo ser mejor de lo que realmente crees que eres.

Menospreciándote en momentos de falsa modestia.

Ofrecí muchos detalles en estas dos listas, pero la inteligencia emocional no es difícil de conseguir, como tampoco lo es la autoaceptación. Ten en cuenta que tu vida emocional no es el fin de la existencia. Por naturaleza, las emociones suben y bajan. Si aceptas este hecho básico —que tus sentimientos son pasajeros y pueden ser volubles, incluso en tus mejores días—, la mitad del trabajo de autoaceptación está hecho. Lograste cierto grado de desapego, lo que te permite no dejarte consumir tanto por tus sentimientos, en especial los negativos; son acontecimientos de tu actividad mental, no aspectos de tu verdadero yo esencial.

Nunca vas a tener una vida emocional feliz luchando con tus emociones o tratando de escapar de ellas. Este es un ámbito en el que es muy eficaz dejar que la vida se desarrolle de forma natural, sin interferencias.

Ejercicio

La práctica más importante para sentirse satisfecho es no resistirse al flujo de la vida. En otras palabras, tomar las cosas como vienen. Lo contrario es oponer resistencia. Haz una pausa para reflexionar sobre las personas a las que tiendes a resistirte de diversas maneras. A menudo, son las personas más cercanas a ti, ya sean familiares, colegas o incluso amigos. Piensa en los tipos de resistencia que se practican de forma habitual. Por ejemplo:

Peleas y discusiones.
Desacuerdos no resueltos.
Rechazo.
Ridículo.
Resentimiento.
Sentirse superior o inferior.
Alejar a la gente.
Expresar una falta de respeto.
Regañar.
Complacerse en críticas mezquinas.

La inteligencia emocional nos enseña que resistirse a los demás contribuye a nuestra propia falta de satisfacción y autoaceptación. Una forma de aumentar la satisfacción en tu vida es dejar atrás la resistencia habitual innecesaria. Utiliza el principio de los opuestos. Por ejemplo, si te das cuenta de que puedes ser muy crítico, empieza a practicar lo contrario de la crítica: el elogio. En lugar de señalar los defectos de alguien o quejarte, respira y ofrece una palabra de admiración o aliento. Esta sencilla táctica se convertirá en tu forma de contribuir al flujo de la vida.

MIÉRCOLES
El fuego de la transformación
Comienza repitiendo en silencio el tema de hoy:

Permito que la luz cree transformación.
Permito que la luz cree transformación.

El tercer *niyama* consiste en transformar tus viejos hábitos emocionales. Los hábitos bloquean la luz al obligarte a reaccionar en automático sin tener el control de forma consciente. En el Yoga clásico, las impresiones duraderas que nos roban la capacidad de elección son como semillas que hay que quemar. La quema la realiza la propia conciencia, utilizando la capacidad de la luz para purificar la mente. También se enseña que el fuego de la transformación quema la ignorancia. El punto aquí es que los obstáculos que nos impiden vivir en la luz son trozos congelados de conciencia. Por lo tanto, solo la conciencia puede derretirlos.

Hay que destruir las viejas formas para hacerle lugar a las nuevas. Esto tiene mucho sentido desde el punto de vista emocional. Si te consume el resentimiento por una relación fallida, un mal jefe o una pérdida económica injusta, no podrás seguir adelante hasta que se disipe la emoción en la que estás atrapado.

Sin embargo, hay muchos malentendidos sobre cómo funciona el proceso, y palabras como *fuego*, *destruir* y *quemar* pueden inducir a pensar que se trata de algún tipo de violencia. En muchas tradiciones religiosas, el ritual de mortificar la carne tenía la intención de purificar el espíritu, utilizando el dolor del cuerpo como fuego. Por fortuna, esos rituales son irrelevantes para la vida moderna. Simplemente concentrando tu conciencia, puedes empezar a quemar los *vrittis* que bloquean tu verdadero yo. La transformación requiere dedicación. La concentración es una necesidad.

Todos sabemos cómo funciona la concentración cuando nos enfrascamos en un juego o un pasatiempo. Concentrarse durante horas sin sentir ninguna tensión es totalmente natural. El Yoga Real enseña que este tipo de experiencias son puertas de acceso al verdadero yo. Absorberte en el momento es algo natural, así que el único cambio es que te concentres en tu interior. Entonces puedes permitir que tu conciencia haga lo que ya desea, que es encontrar la luz. Las prácticas del tercer *niyama* amplían esta idea básica.

LAS PRÁCTICAS DE AUTOTRANSFORMACIÓN

Interésate en encontrar tu verdadero yo.

Disfruta yendo hacia dentro.

Valora cada experiencia de estar en la luz.

No busques la plenitud en el mundo exterior.

Toma decisiones conscientes, en lugar de seguir hábitos y rutinas inconscientes.

Dale la bienvenida al cambio, en lugar de resistirte a él.

Mira cada experiencia como un espejo de ti mismo.

Medita con regularidad.

Aprovecha la oportunidad de tener "tiempo interior" y "tiempo de descanso" todos los días.

Todas ellas son prácticas suaves, pero la transformación más profunda es suave. A diferencia de nuestra lucha por mejorarnos a nosotros mismos, la esencia de la transformación es dejar que la luz haga todo el trabajo. Es la ley del mínimo esfuerzo. Lo que buscas es una serie de revelaciones, percepciones y momentos "¡Ajá!". Estos son la señal de que el cambio está cerca. Solo la luz puede proporcionar estas experiencias transformadoras. Tu ego y el deseo ardiente de deshacerte de lo que no te gusta de ti mismo no pueden. Te sorprenderá lo rápido que llega la revelación cuando te haces a un lado y permites que el foco de la conciencia se desarrolle por sí solo.

Ejercicio

La clave de la transformación es hacerse a un lado, que resulta ser lo contrario de lo que hace la mayoría de la gente cuando desea un cambio. Se esfuerzan, se presionan y luchan contra la frustración. (Un buen ejemplo de lo inútiles que son esas tácticas se revela en el triste hecho de que solo el 2 % de las personas que hacen dieta, en su lucha por perder peso, consiguen mantenerlo durante dos años).

Puedes cambiar este patrón de dos maneras. En primer lugar, examina con sinceridad un área de tu vida en la que hayas tenido problemas y decídete a no seguir haciendo lo que nunca funcionó. En segundo lugar, busca formas agradables de encontrarte contigo mismo "aquí dentro". Como ya mencioné, busca un "tiempo interior" y un "tiempo de descanso" cada día. La quietud concentra la luz, mientras que el caos la dispersa. Acostúmbrate a la comodidad de estar en comunión contigo mismo. Una vez que esto se convierta en tu nuevo hábito, te estarás haciendo a un lado, preparando el escenario para el proceso de transformación tal y como realmente está diseñado para funcionar.

JUEVES

Rastrea tu verdadero yo

Comienza repitiendo en silencio el tema de hoy:

Reflexiono sobre mi verdadero yo para acercarlo.
Reflexiono sobre mi verdadero yo para acercarlo.

El cuarto *niyama* exige comprender claramente que tu verdadero yo es real, tangible y poderoso. La palabra *yo* es una de las más importantes en el Yoga, y la mayoría de la gente no tendrá problemas en ver que tiene un yo social y un yo emocional. Mucho más extraña es la noción de que todo el mundo tiene un yo verdadero, oculto como una joya en la tormentosa actividad de la mente.

Varias interpretaciones hablan de este *niyama* como autorreflexión, pero importa mucho si estás reflexionando sobre un yo en el que puedes confiar y tener fe. Sin duda, no confiamos plenamente en nuestras emociones. Las sentimos, a veces con fuerza, pero son temporales, cambiantes e inconstantes. Resulta desconcertante que este *niyama* te pida que reflexiones sobre el remolino de tus emociones.

La clave está en que la autorreflexión te permite hacerte a un lado y no involucrarte tanto en tus emociones. Piensa en un espectador de cine que se sienta embelesado ante una película de aventuras o una comedia romántica en la pantalla y que, sin embargo, no sepa que está viendo una película o, peor aún, que el cine existe.

Todos somos, en mayor o menor medida, esos espectadores. Atraídos por la película que estamos viviendo, no nos damos cuenta de la naturaleza ilusoria de lo que estamos viendo y, lo que es peor, no nos damos cuenta de que todo lo que observamos es el juego de la conciencia. La autorreflexión aclara esta confusión y, por lo tanto, nos orienta hacia nuestro verdadero yo.

LAS PRÁCTICAS DE AUTORREFLEXIÓN

Ten en cuenta que estás aquí para evolucionar.

No te estanques en hábitos emocionales.

Valora las experiencias que reflejen tu verdadero yo (por ejemplo, el amor, la compasión, la belleza, la perspicacia, la creatividad y la claridad mental).

No contribuyas al drama que te rodea.

No caigas en el drama de los demás.

Evita sumergirte en noticias sobre catástrofes, desastres y amenazas inminentes.

Date cuenta de que la preocupación no es productiva.

Rechaza los pensamientos ansiosos que sean habituales y recurrentes.

El ingrediente clave de la autorreflexión es el desapego, un concepto que se profundiza cada vez más con cada rama del Yoga. Aquí el desapego no implica indiferencia, pasividad o apatía. Por el contrario, te distancias de la atracción de las emociones.

Supongamos que te enteras de que alguien en quien confías, por ejemplo un amigo íntimo, hizo una dura crítica sobre ti. Te invade un arrebato de ira. Puede que te sientas triste o enfadado y te preguntes por qué pensaste alguna vez que esa persona era un amigo de verdad. Tal vez surja la tentación de vengarte o de decir cosas perjudiciales sobre tu amigo.

Aquí tienes varias oportunidades para practicar el desapego. En primer lugar, en el momento en que empiece a surgir la ira, puedes hacer una pausa, respirar hondo y levantar la mano para pedir tiempo fuera. En segundo lugar, puedes sentarte en silencio hasta que tu reacción inmediata se calme y prevalezca la razón. Quizá tu amigo no haya dicho realmente lo que te dijeron, o tal vez haya exagerado un desaire. En tercer lugar, puedes cerrar los ojos, centrarte en ti mismo y hacer una sencilla meditación de respiración hasta que se disipe tu ira. Por último, puedes reflexionar sobre el hecho de que sobreviviste a críticas peores y buscarás la manera de comprender y perdonar a tu amigo.

Lo que estas cuatro posibilidades tienen en común es que te acercas a tu verdadero yo, que nunca está herido, no le importan las críticas, ve a todo el mundo a la luz de la aceptación amorosa y aporta compasión y perdón a cualquier situación. Lo contrario de la autorreflexión es alimentar el agravio contra tu amigo, entregándote a una combinación de autocompasión y fantasías de venganza. Aprender a responder mejor emocionalmente es el objetivo de los *niyamas*, y el desapego es una habilidad importante que hay que aprender.

Ejercicio

Considera el ejemplo anterior de esa respuesta desde el enojo. Reflexiona sobre cómo se aplica a tu propio almacén de resentimientos, rencores y viejas heridas de otras personas. Ve a tu interior y reflexiona sobre cómo mover estos residuos emocionales para que aportes una sensación de luz y ligereza a tus sentimientos. Para que tu capacidad de autorreflexión sea aún más poderosa, mantente atento la próxima vez que tengas un fuerte impulso de enojo, envidia, ansiedad o desánimo. En el momento de tu reacción, haz una pausa y sigue las cuatro oportunidades mencionadas en el ejemplo del enojo anterior. Intenta de verdad adoptar el desapego como respuesta, considerándolo una habilidad basada en la inteligencia emocional.

Puedes escribir un diario sobre cómo la experiencia te permitió ver cómo funcionan la autorreflexión y el desapego, y lo mucho que puedes beneficiarte simplemente dando un paso atrás y ampliando tu visión de quién eres realmente.

VIERNES

Ríndete a lo desconocido

Comienza repitiendo en silencio el tema de hoy:

Me entrego al gran misterio.
Me entrego al gran misterio.

El quinto y último *niyama* te pide que reconozcas tu realidad superior y te entregues a ella. En la vida cotidiana existe un estira y afloja constante entre conseguir lo que quieres y ceder a lo que quieren los demás. Ceder es una forma de rendirse, y por eso a la mayoría de la gente no le gusta la connotación de esa palabra. Parece ajeno a la naturaleza humana que este *niyama* exija una rendición total.

La cuestión no fue aclarada por los comentarios de Yoga que utilizan un vocabulario mixto: algunos piden la entrega a Dios, otros la entrega al Absoluto, el misterio divino de la existencia o Brahman (la palabra sánscrita para "grande", que implica la totalidad de la creación, el Uno, el Todo).

Para obtener claridad, primero debemos eliminar todo este vocabulario cargado. Como afirma un famoso dicho yóguico: "Los que hablan de Ello no Lo conocen. Los que Lo conocen no hablan de Ello". Aquí *Ello/Lo* se refiere a Dios/el Absoluto/el misterio divino/Brahman, según la terminología que prefieras. Los nombres no importan porque la "verdadera" realidad está más allá del lenguaje.

Teniendo esto en cuenta, el quinto *niyama* no se trata de la rendición ordinaria, que implica ceder ante otra persona y sacrificar así lo que uno quiere. En el Yoga Real, la rendición es simplemente el reconocimiento de la realidad superior. Una vez aceptada, se pone fin a la búsqueda, la frustración y la especulación sin fin. La historia religiosa está llena de las tres cosas, así que esto tampoco es rendición religiosa. Reconoces tu lugar en el misterio de la existencia.

¿Y después? Una vez que aceptas que el agua es húmeda, no hay mucho más que decir. El quinto *niyama* enseña que la contemplación de la realidad superior trae recompensas infinitas. Las prácticas de la contemplación lo volverán más claro.

LAS PRÁCTICAS DE LA CONTEMPLACIÓN

Dale la bienvenida al fin de la búsqueda.

Centra tu atención en lo que significa la vida.

Exponte a la poesía y las escrituras inspiradoras.

Sintonízate con la belleza de la Naturaleza.

Sigue tus impulsos creativos.

Actúa desde tus mejores sentimientos siempre que puedas.

Dedica tiempo a agradecer.

Medita en tu versión de un ser o conciencia superior.

Cultiva el asombro y la maravilla en la contemplación de la creación.

Considera que ocupas un lugar único en el plan divino o cósmico.

Estas prácticas pretenden tener un efecto personal directo. El efecto es sacarte del pensamiento lineal: esto no es un viaje de A a B, sino un viaje para mostrarte quién fuiste siempre.

Desde ese punto de vista, las prácticas de contemplación amplían constantemente nuestra autoconciencia. Todos estamos acostumbrados a ampliar nuestra conciencia, aunque no lo etiquetemos como tal. Por ejemplo, cuando aprendemos a leer. El estado de alfabetización abre una forma de ser completamente nueva. Cuando tu práctica de la contemplación te abre aunque solo sea un momento de perspicacia, alegría o inspiración, esto indica cómo será la transformación total. El proceso comienza rindiéndote a la realidad de que la fuente de la creación existe y es idéntica a tu fuente, el verdadero yo.

Ejercicio

En la ficción de detectives, el misterio es algo que hay que resolver y, hasta que eso no ocurre, las cosas no se arreglan. Los culpables deben ser desenmascarados; la justicia debe prevalecer. Pero el misterio de la fuente es diferente. La mente humana existe en el mundo relativo. Solo que esto no supone una barrera impenetrable para el Absoluto, sino todo lo contrario. Utilizando una imagen tradicional del Yoga, imaginemos que el Absoluto envía flechas de luz al mundo creado.

Considera que los valores más elevados de la vida, como el amor, la compasión, la creatividad, la empatía, la belleza, la verdad y la inspiración espiritual, son los que las flechas llevan a nuestro mundo. Este es un buen comienzo para practicar la contemplación. Siéntate en silencio y deja que tu mente se traslade a una experiencia de uno de esos valores que acabamos de enumerar. Siente la ligereza, la vitalidad, la alegría y la plenitud que contiene tu experiencia. Deja que estos sentimientos sutiles se expandan y se asienten en tu conciencia. Estás aprendiendo la verdad del dicho yóguico: "Esto no es un conocimiento que se aprende. Es un conocimiento en el que te conviertes".

EXPLORACIÓN AVANZADA

Si quieres profundizar en el Yoga clásico, hay muchas fuentes de información sobre los *niyamas*, empezando por toda la información gratuita en internet. Busca los nombres sánscritos de los *niyamas* que aparecen a continuación con sus traducciones tradicionales.

> *Saucha:* cuerpo, mente y espíritu limpios.
> *Santosha:* satisfacción.
> *Tapas:* austeridad, autodisciplina.
> *Svadhyaya:* autorreflexión.
> *Ishvara pranidhana:* entrega o contemplación de un Ser Supremo.

SEMANA 3

LLEVA LA LUZ A TU CUERPO
(Rama del Yoga: *Asana*)

ESTA PARTE DEL VIAJE

La tercera rama del Yoga, conocida como *asana*, consiste en establecer una conexión consciente con el cuerpo. A partir de ahí se puede experimentar una unión de iguales, un matrimonio espiritual. Sin esta conexión, no hay verdadero conocimiento de quién eres realmente.

Se adoptó el término *asana* para las posturas que Sarah aborda en la Parte II del libro. Cada postura está dirigida específicamente a los cambios en la biología y la fisiología que afectan a tu estado de ánimo y mental. Una ciencia precisa subyace a esta rama del Yoga. Es una ciencia interior, a pesar de la imagen física de un yogui sentado en posición de loto que la mayoría de la gente ve cuando piensa en el Yoga.

En la Semana 3, me centraré en la ciencia interior, presentando la visión pura de Patanjali, que sostiene que el cuerpo es una forma disfrazada de la conciencia. Quítale el disfraz —células, tejidos, órganos y sistemas— y descubrirás cómo traer tu cuerpo a la luz. Tal vez sea más justo decir que tu cuerpo va a traerte a la luz.

LUNES

El cuerpo consciente

Comienza repitiendo en silencio el tema de hoy:

Experimento mi cuerpo como un flujo de conciencia.
Experimento mi cuerpo como un flujo de conciencia.

Tu cuerpo no es una máquina, ni siquiera una máquina milagrosa, sino un almacén de conocimientos infinitos. Si observamos cualquier proceso del cuerpo, desde una célula que se divide para reproducirse hasta el sistema inmunitario que repele a un invasor o el tubo digestivo que extrae energía de los alimentos, se despliega una enorme cantidad de conocimientos. Ningún proceso es mecánico. El conocimiento del cuerpo está vivo, fluye y es consciente.

El objetivo del Yoga Real es sacar el cuerpo a la luz. Cuando maltratamos nuestro cuerpo —lo sometemos al estrés, a una mala alimentación y a un sueño de mala calidad—, la conciencia del cuerpo se embota. Cuando no sintonizas con las señales que te envía tu cuerpo, estás negando que sea consciente. Estos son los *vrittis* que bloquean la luz. Hasta que no los superes, no experimentarás plenamente la libertad, la alegría y la dicha, porque tu cuerpo es el vehículo de todas las experiencias superiores.

En su forma más básica, *asana*, palabra sánscrita que significa "asiento", te enseña a acomodarte cómodamente en tu cuerpo como asiento, o cimiento, que determina tu lugar en el mundo físico. El cuerpo en movimiento es una cosa, es dinámico y cambiante. El asiento es otra cosa, es inmutable, estable y continuamente presente.

LLEVA LA LUZ A TU CUERPO

Date cuenta de que cada célula está escuchando tus pensamientos, sentimientos y sensaciones.

Considera a tu cuerpo como un aliado dispuesto.

Abandona el hábito de culpar o menospreciar tu cuerpo.

No compares tu cuerpo con un ideal inalcanzable.

Obedece las señales de tu cuerpo, sobre todo su necesidad de dormir y la regulación del estrés.

Evita estar sentado por periodos prolongados: muévete y estírate unos minutos cada hora.

Mira tu cuerpo como algo nuevo cada día.

Haz de tu bienestar un objetivo para toda la vida.

Aportar luz y ligereza a tu cuerpo es algo natural cuando ves que tu cuerpo es consciente y omnisciente. La vida que fluye a través de cada célula es vibrante. Tu papel es dejar que todo tu cuerpo exprese esta vitalidad. Hay formas físicas, mentales y psicológicas de lograrlo, pero todo empieza por reconocer el cuerpo consciente como tu actitud predeterminada.

Ejercicio

Siéntate tranquilamente con los ojos cerrados y respira hondo varias veces. Cuando te sientas relajado y centrado, visualiza un contorno de tu cuerpo. Manteniendo el contorno en la mente, empieza a llenarlo de luz. Una forma fácil de hacerlo es ver la luz expandiéndose desde el centro de la imagen, el corazón, e irradiando hacia fuera como un suave resplandor blanco. Otra ayuda es sentir que respiras la luz hacia el contorno.

Continúa de 5 a 10 minutos y relájate con los ojos cerrados. Vuelve con suavidad a tu actividad diaria. Observa si te sientes más ligero físicamente, que es el objetivo de este ejercicio. No te preocupes si no es así. De todos modos, tu conciencia aligeró tu cuerpo y, si continúas con esta práctica, la experiencia de ligereza aparecerá y se fortalecerá.

MARTES

Presencia

Comienza repitiendo en silencio el tema de hoy:

Me uno a mi cuerpo en el momento presente.
Me uno a mi cuerpo en el momento presente.

¿Crees que vives el momento presente? El concepto del "poder del ahora" se popularizó ampliamente, al igual que las prácticas para vivir en el presente. El Yoga ve esta cuestión de otra manera. No hay poder en el momento presente cuando se adopta el punto de vista de lo atemporal. Un momento es una construcción mental. Lo que importa es la presencia, que es atemporal. La presencia viene de la luz. Sin atribuirle la palabra *divina*, la presencia se siente como una combinación de alerta y apertura que hace que el ahora se sienta perfecto por el simple hecho de estar aquí.

Sin presencia, el ahora está en blanco. El patetismo de los ancianos cuando les sobreviene la demencia es que están presentes como una silla o una roca, como un cuerpo pasivo e inerte en el cual la conciencia apenas parpadea. El campo infinito de la conciencia pura es la fuente de la presencia; por lo tanto, estar plenamente presente es tu estado natural: los bebés están plenamente presentes, como se puede ver por la mirada de asombro y curiosidad en sus ojos.

Tal y como fue diseñado, tu cuerpo es una guía infalible para vivir en el momento presente, porque ahí es donde vive cada célula:

nunca pierde de vista el ahora. *Asana* señala la *vidya*, o "sabiduría del cuerpo", como un hecho, pero esta sabiduría se ve distorsionada y contradicha por la actividad de la mente. El efecto de esta distorsión es fácil de ver.

LA SABIDURÍA DEL CUERPO

Cada célula del cuerpo sabe vivir en paz con las demás. Es la mente la que inventó la violencia.

Las células existen para mantener vivo todo el cuerpo. La mente inventó el egoísmo y la separación.

Las células se comunican libremente. La mente guarda secretos.

Las células confían en un flujo de alimentos y oxígeno que se renueva constantemente. La mente inventó la desconfianza.

Las células nacen y mueren sin miedo. La mente teme a la muerte.

El cuerpo se mantiene en perfecto equilibrio dinámico. La mente se ve impulsada hacia estallidos de actividad maníaca y depresión paralizante.

El cuerpo se cura automáticamente. La mente lucha por curarse a sí misma.

Caundo los *vrittis* están ausentes, el cuerpo vive plenamente en el aquí y ahora, consciente de todo lo que necesita saber. ¿Quién de nosotros puede decir lo mismo? La cuestión es que la mente debe ser depuesta como el todo y el fin de la conciencia humana. Para la mayoría de las personas, por mucho que culpen o critiquen a sus cuerpos, es el cuerpo el que va por delante en su evolución, no la mente.

Ejercicio

Acostúmbrate a respetar la sabiduría de tu cuerpo escuchando lo que te dice. Siéntate con los ojos cerrados y tan solo siente tu cuerpo. Deja que tu atención vaya donde quiera. Si percibes malestar, tensión, rigidez, estrés o sensaciones dolorosas, deja que tu atención descanse allí. Respira hondo, relájate y observa si la sensación empieza a disminuir. Sentir el cuerpo es curar el cuerpo. No nos damos cuenta de esta verdad porque tenemos la costumbre de apartar nuestra conciencia de las señales de malestar físico, estrés o dolor.

Una de las razones por las que la respuesta curativa funciona mientras dormimos es que el cuerpo puede ser plenamente consciente del proceso. Una vez que nos despertamos, tendemos a disminuir la respuesta curativa forzando nuestra conciencia a otra parte. En esencia, le negamos a la respuesta curativa un campo abierto en el que trabajar. Gran parte de esta oposición se produce inconscientemente, y sentir el cuerpo es un ejercicio suave para sustituir la reacción inconsciente por una respuesta consciente.

MIÉRCOLES

Manténte arraigado

Empieza repitiendo en silencio el tema de hoy:

Descanso cómodamente en mi cuerpo.
Descanso cómodamente en mi cuerpo.

Si los animales pudieran hablar, no sabemos lo que dirían, pero podemos estar seguros de lo que no dirían: "Odio mi cuerpo". Odiar tu cuerpo es una respuesta únicamente humana y antinatural. El Yoga Real sostiene que una relación sana con tu cuerpo empieza por sentirte cómodo con tu físico. El término moderno para esto es estar *arraigado*. Decimos que una persona tiene los pies en la tierra si es sensata, realista, fiable y no se deja llevar por fantasías. Estos son buenos rasgos, pero la *asana* consiste en tener los pies en la tierra, algo que solo sucede conforme se profundiza en la conciencia.

Es curioso volver atrás y descubrir hasta qué punto se juzgó a la propia fisicalidad, que simboliza el cuerpo. Creencias religiosas muy arraigadas denigran lo físico porque supuestamente nos derriban de las alturas de lo espiritual. Lo físico nos recuerda a nuestros antepasados primates, de estatura baja y arrastrando las manos. Ser físico es ser bruto; ser espiritual es divino.

Sin embargo, tal y como lo ve el Yoga, un flujo de conciencia sustenta la vida en todas las dimensiones. No hay razón para denigrar lo físico una vez que te das cuenta de cuánta sabiduría (*vidya*) se expresa en cada célula, la sabiduría de la vida en su conjunto. El Yoga nos lleva más allá de la apariencia engañosa del cuerpo —sólido, material, fijo en el tiempo y el espacio—, a la realidad. No estamos encarnados en un cuerpo; estamos encarnados en la conciencia.

Lo que sigue son las cualidades que representan estar plenamente enraizado.

ESTÁS ARRAIGADO CUANDO...

Estar encarnado te da alegría.

Comprendes la profunda sabiduría de tu cuerpo.

Te sientes en sintonía con la Naturaleza.

Aprecias la Tierra por haber creado la existencia terrenal.

No te avergüenzas de las funciones corporales básicas.

Aprecias la terrenalidad de los demás.

Te sientes estable y firme durante los periodos de cambio.
Experimentas ecuanimidad ante el envejecimiento y la muerte.
Tu vida sensual y sexual es gratificante, sin mojigaterías ni vergüenzas.

Cuando ves a niños pequeños revolcándose en el barro o correteando por la casa despreocupados, ¿cómo se refleja la respuesta en ti? A lo que llamamos la inocencia de la infancia existe, sí, pero es más apropiado llamarla estar arraigado. Los niños no sienten ningún impulso de ser incorpóreos, a menos que se les maltrate. No tienen necesidad de renunciar o escapar a su naturaleza física.

Este estado naturalmente arraigado cambia en cuanto la mente interviene para crear ciertas actitudes que nos llevan a desencarnarnos, no como fantasmas, sino como criaturas que juzgan nuestra fisicalidad.

TE DESARRAIGAS CUANDO. . .

No te sientes a gusto dentro de tu propia piel.
Tu cuerpo despierta en ti desagrado o asco.
Recuerdas experiencias físicas que te provocaron humillación, culpa o vergüenza.
Vives en tu cabeza.
Siempre eliges las distracciones en interiores en lugar de salir a la Naturaleza.
Tienes una opinión negativa del cuerpo humano. Estas opiniones pueden ser religiosas (ver el cuerpo como pecaminoso) o basadas en la aversión personal (por ejemplo, sentir repulsión por las funciones más caóticas del cuerpo).
La belleza física o la fealdad se convierten en una fijación.

Tienes una mala imagen corporal porque tienes sobrepeso, estás en-
vejeciendo o estás sujeto a actitudes sociales sobre la perfección
física y la deseabilidad.

No te sientes físicamente digno de ser amado o deseable.

Te descuidas y no mantienes tu cuerpo limpio, bien cuidado y activo.

Piensas que las personas terrenales son estúpidas o groseras.

Cuando enumeramos todas las formas en que menospreciamos
nuestros cuerpos, resulta evidente que vivimos en una era incorpó-
rea hasta un grado escandaloso. Los medios de comunicación nos
sobrecargan con fantasías de un cuerpo perfecto que nunca envejece, mientras nos roban la verdadera bendición de estar encarnados.
El estado encarnado nos permite sentir el lado físico de la felici-
dad-conciencia, que es una vibrante sensación de vitalidad conforme
avanzamos a lo largo del día.

Ejercicio

Cada paso que das para acoger tu propia fisicalidad es un paso hacia la
luz. Fíjate en las dos listas anteriores que describen las cualidades de estar
arraigado frente a las de estar desencarnado. Haz una pausa para reflexionar sobre cómo puedes adoptar creencias más arraigadas y convertirlas
en acciones agradables, como pasear por la Naturaleza, practicar un de-
porte, participar en formas de ocio físico o ir a que te den un masaje.

Mientras realizas esta actividad, por sencilla que sea —puedes
tumbarte con las piernas abiertas sobre el suelo caliente en verano
o (lo creas o no) abrazar un árbol—, reflexiona sobre lo afortunado
que eres por estar encarnado. Brinda un sentimiento positivo hacia tu
cuerpo siempre que puedas. Abandona el hábito casual de menospreciar tu cuerpo. Con estos pasos constantes para estar más arraigado,
estarás eliminando otra capa de obstáculos entre tú y tu verdadero yo.

JUEVES

Resiliencia

Comienza repitiendo en silencio el tema de hoy:

Me doblo flexiblemente con cada experiencia.
Me doblo flexiblemente con cada experiencia.

La flexibilidad física que se obtiene practicando las *asanas*, o posturas del Yoga, es una prueba visible de algo arraigado en la conciencia: la resiliencia. A todo el mundo le pasan cosas malas, por mucho que deseemos que no ocurran. Lo que importa no son las cosas malas en sí, sino cómo respondemos después de que sucedan. La resiliencia es la capacidad de recuperarse del dolor y la adversidad. Lo contrario de la resiliencia es quedarse estancado e incapaz de seguir adelante.

Enumerar las cualidades de la resiliencia borra la línea que trazamos entre lo físico, lo mental y lo psicológico. Se requiere una concepción holística para abrazar realmente tu propia resiliencia, que puede llevarte más allá de la supervivencia para prosperar ante experiencias cambiantes.

MUESTRAS RESILIENCIA CUANDO...

Eres flexible y te adaptas al cambio.

Tu cuerpo es flexible y ágil.

Tienes una mentalidad abierta hacia las personas que son diferentes a ti.

No exageras lo ocurrido en el pasado.

Dejas que tus emociones suban y bajen de forma natural, sin intentar forzarlas ni reprimirlas.

No insistes en tener siempre la razón.

No temes lo que te depara la vida.

El futuro no te da miedo.

El estado emocional de los demás no te afecta.

Puedes renunciar a la creencia "Mi camino es el mejor".

Afrontas los nuevos retos con optimismo.

Ves cada día como un mundo nuevo.

Te esfuerzas en cualquier sentido en que definas ese término.

Ninguna de estas cualidades debe ser forzada. Forman parte natural de la existencia de todos. Requiere esfuerzo pasar de la resiliencia a la rigidez o el estancamiento. No es necesario entrar en detalles sobre todas las formas en que se produce el estancamiento. Todos sabemos de qué se trata, pero si necesitas un recordatorio, vuelve a la lista anterior y cambia cada frase por su opuesto. Si no te adaptas al cambio, no afrontas los retos con optimismo, no aceptas a las personas que son diferentes a ti, y así sucesivamente a lo largo de la lista, eres rígido y estás atascado.

¿Por qué nos quedamos estancados? La rigidez nos da una falsa sensación de seguridad. Ponemos una fachada inflexible ante el mundo, pero detrás de ella, tenemos miedo de ser verdaderamente abiertos, libres, receptivos, emocionalmente honestos y optimistas. En un estado de miedo, algo tan preciado como el amor se convierte en una fuente de ansiedad si experimentamos suficientes comportamientos poco amorosos y quedamos marcados por ellos.

Aprender a ser resiliente debe hacerse teniendo en cuenta la comodidad y el malestar internos. Un cuerpo emocional rígido necesita ser tratado con cuidado, al igual que un cuerpo físico rígido. Lo importante es resistirse a la falsa seguridad de estar rígido y atascado: el caparazón que escondes dentro es asfixiante para el espíritu.

Ejercicio

Después de leer esta discusión, no cabe duda de que puedes ver dónde eres resiliente y dónde estás atorado. Siempre hay un camino a seguir que inclina la balanza, día a día, hacia una mayor resiliencia. Sin embargo, para mantenerte en el camino, este debe ser atractivo y proporcionar satisfacción. Además de aportar una falsa sensación de seguridad, en cierto modo, estar estancado te hace sentir bien porque sabes que siempre tienes razón, que no necesitas cambiar y que tus creencias y actitudes fijas están bien tal y como están.

La advertencia clave aquí es que tu estancamiento consiente una ilusión. Renunciar al amor, por ejemplo, alimenta la ansiedad de una persona por pedir y recibir amor. De algún modo, tienes que romper ese hielo que hace que estar estancado sea frío y solitario, por muy buena cara que pongas. Empieza por repasar las cualidades de resiliencia enumeradas y, para cada una de ellas, diseña un paso que puedas dar y que te haga sentir lo bastante bien como para seguir por el camino.

Puedes ponerte de pie y estirarte mientras escuchas música, pasando a ejercicios de baile que puedes hacer en casa. Puedes pasar más tiempo con las personas más felices que conoces o mostrar un poco más de afecto a un familiar de lo que ninguno de los dos espera. La resiliencia no es un rasgo que la sociedad nos enseñe a valorar, pero eso no importa. La conciencia, como el agua pura, necesita fluir, y ser resiliente es la forma de abrir las puertas de tu interior.

VIERNES

En perfecta sincronía

Comienza repitiendo en silencio el tema de hoy:

Vivo en el flujo de la inteligencia creativa.

Vivo en el flujo de la inteligencia creativa.

Estás diseñado para tener mente y cuerpo en perfecta sincronía. Uno de los mayores engaños de la vida es la apariencia indefensa que presenta un recién nacido. Incapaz de hacer mucho más que mamar del pecho, llorar y dormir, un bebé de un día no revela lo que realmente es: un milagro de inteligencia organizada. En los últimos días del embarazo, por ejemplo, el cerebro del bebé está desarrollando millones de nuevas células cerebrales al día. Este proceso continúa después del nacimiento. Es inimaginable cómo un cerebro que no tiene lenguaje, razón, emociones o ideas plenamente formadas se preparó para todo eso y más. Es como si una casa supiera construirse a sí misma a partir de los materiales de los pasillos de Home Depot.

La autocreación no puede darse en el plano físico sin conciencia. No se pueden reunir los ingredientes de una neurona y esperar que llegue a un punto de inflexión en el que —¡*voilá*! — un remolino de sopa química se vuelva consciente.

Si la existencia fuera ideal, mente y cuerpo permanecerían en perfecta sincronía, y en una persona sana funcionan a la perfección el 99 % del tiempo. Hacen falta interferencias para desbaratar el flujo de inteligencia creativa que une mente y cuerpo. Los síntomas de la intromisión son demasiado comunes.

SÍNTOMAS DE ESTAR FUERA DE SINCRONÍA

Sueño irregular o de mala calidad, insomnio.

Fatiga, falta de energía.

Depresión.

Problemas digestivos.

Comer en exceso, pérdida de los ritmos naturales del hambre.

Incapacidad para concentrarte y prestar atención.

Susceptibilidad a resfriados e infecciones.

Distraerse con facilidad.

Sensibilidad a pequeñas tensiones.

Curación lenta o inadecuada.

Toda esta lista podría titularse "Cuando el milagro se tuerce". Cada uno de estos síntomas indica que el milagroso flujo de inteligencia creativa con el que todos fuimos dotados al nacer se distorcionó. Sin la palabra *creativa* añadida, el cuadro está lamentablemente incompleto. Una vez programada, una computadora puede imitar la inteligencia haciendo todo tipo de cosas que hace la mente, y la IA (Inteligencia Artificial) está llegando rápidamente al día en que la imitación será tan realista que una computadora sonará y parecerá humana. Ya existen programas informáticos que realizan psicoterapia de forma eficaz, por ejemplo. La voz de un robot imita a la de un terapeuta de verdad mediante preguntas verbales como "¿Cómo se siente al respecto?" y "¿Cuándo empezó a sentirse así?". Dicen que los usuarios del programa se sienten mejor.

Pero por muy sofisticada que se vuelva la IA, no puede hacer lo que tú haces cada segundo: tomar la información bruta que llega al cerebro desde los cinco sentidos y crear todo el mundo tridimensional que percibes. Las cámaras no son ojos. No ven nada. Por lo tanto, una cámara de una computadora no ve nada hasta que hay un ojo humano presente. Cuando estabas en el útero, la inteligencia creadora formó tu ojo a partir de una masa de células indiferenciadas, y dentro del ojo se asignaron células específicas para llevar a cabo el procesamiento visual. Sin embargo, eso no basta para convertir las imágenes visuales en algo que ves. La visión se produce en la interfaz perfecta entre la mente y la corteza visual del cerebro.

El Yoga Real te enseña cómo evitar que el flujo de la inteligencia creativa se distorsione y se bloquee. Si te desincronizas, mostrando los síntomas enumerados arriba, debes hacerte a un lado y permitir que la inteligencia creativa restablezca lo que se torció. Las prácticas no son nuevas ni sorprendentes. Se trata de hacer lo que ya sabemos que es vivir correctamente.

CÓMO VOLVER A SINCRONIZARTE

Practica el arraigo y descansa cómodamente en ti mismo.

Procura dormir de 8 a 9 horas cada noche, de preferencia sin interrupciones.

Establece horarios regulares para comer y dormir.

Evita el agotamiento físico y mental.

Mantente mentalmente activo.

No permitas toxinas en tu cuerpo. No permitas experiencias tóxicas en tu mente.

Tómate tiempo para centrarte si te sientes distraído, estresado, molesto o abrumado.

Medita todos los días con el método que elijas: dedicar tiempo es más importante que la técnica.

Sal a la Naturaleza y permite que la experiencia te brinde una profunda relajación.

Tómate tu propio bienestar tan en serio como tomas el trabajo, la familia y las relaciones.

Aprende una habilidad física que requiera la coordinación mente-cuerpo (yoga, baile, aeróbic, deportes, recreación física, etcétera).

Quizá esta lista te parezca un consejo conocido, pero cada pieza forma parte del misterio de la existencia. Todo lo que intervino en la evolución del *Homo sapiens* fue el resultado de estar en perfecta sintonía con la inteligencia creadora.

La inteligencia creativa tiene una intención en mente para ti personalmente, no solo para nuestra especie. Estar en perfecta sincronía no es como asegurarte de afinar tu coche para mantenerlo en perfecto estado de funcionamiento. Estar en perfecta sincronía tiene que ver con tu evolución, y tu evolución tiene que ver con alcanzar tu fuente para que puedas vivir en la luz.

Ejercicio

Si repasas las dos listas que describen las condiciones opuestas de estar sincronizado o desincronizado, surgirá en ti una chispa de reconocimiento. Esta chispa indica que hay más luz y ligereza cuando estás sincronizado que cuando estás desincronizado. El flujo desbloqueado de la inteligencia creativa hace que tu existencia sea más vibrante, alerta, receptiva, ávida, boyante y agradecida. Emprende una actividad que dé vida a esas cualidades. No te conformes con el estado pasivo de la inercia. Incluso una simple actividad física que te haga sentir más alerta y más vivo es evolutiva. La evolución es todo el juego, y estás evolucionando cuando una experiencia te hace sentir nuevo y renovado. El mismo deseo impulsa cada célula de tu cuerpo, así que es natural que lo compartas plena y perfectamente.

SEMANA 4

ENERGÍA VITAL
(Rama del Yoga: *Pranayama*)

ESTA PARTE DEL VIAJE

Cada rama del Yoga Real revela lo que se necesita para llevar una vida ideal. La cuarta rama, conocida como *pranayama*, se ocupa del libre flujo de la fuerza vital o energía vital conocida como *prana*. En el sistema del Yoga, el flujo del *prana* da vida, pero a diferencia de la energía física, el *prana* es consciente. Por lo tanto, responde a nuestro estado de conciencia.

Esto es de vital importancia. La experiencia de estar vivo aquí y ahora está destinada a ser vital y vibrante. La mente y el cuerpo están alerta, y la energía que asociamos con la juventud está presente para toda tu vida. Idealmente, el Yoga Real proporciona un camino hacia la energía y la vitalidad para toda la vida.

Sin embargo, este es un ámbito en el que la distancia entre una vida ideal y la vida real es muy grande. El tiempo es un arco descendente. Esperamos envejecer, y aunque la "nueva vejez" elevó nuestras expectativas en términos de salud general y esperanza de vida, la brecha persiste.

Esto saca a relucir un hecho que la mayoría de la gente desconoce: el envejecimiento es un proceso misterioso que nadie definió de manera adecuada. No hay dos personas que envejezcan de la misma manera. En el momento de la muerte, la causa suele ser la descomposición de un único órgano o sistema. Si la vida se basa en el ADN, que es una cadena de sustancias químicas orgánicas simples, entonces deberíamos estar protegidos de los rigores de la vejez, porque nuestros componentes químicos básicos —carbono, oxígeno, hidrógeno y nitrógeno— no envejecen. La mayoría de los átomos de nuestro cuerpo son tan antiguos como las estrellas.

Una explicación única para el envejecimiento parece imposible y, sin embargo, es precisamente lo que necesitamos. El Yoga Real ofrece una explicación muy sencilla: envejecemos cuando el *prana*, la fuerza vital, disminuye. Al igual que los átomos y las moléculas, el *prana* en sí no envejece, pero puede debilitarse en una persona con el paso del tiempo. La cuarta rama del Yoga está dedicada a las prácticas de control de la respiración: en sánscrito, *prana* significa "aliento". Tradicionalmente, hay docenas de ejercicios respiratorios cuyo objetivo es dirigir la respiración con fines muy específicos en el cuerpo, incluida la prevención del envejecimiento.

Esta semana abordaremos la respiración desde un ángulo diferente. El *prana*, una vez que se profundiza en él, trata del punto de encuentro entre cada átomo de la creación y la chispa de vida que anima no solo nuestros cuerpos, sino el cosmos.

LUNES

Aliento de vida

Comienza repitiendo en silencio el tema de hoy:

Me uno al flujo de la vida con cada respiración.
Me uno al flujo de la vida con cada respiración.

La naturaleza nos diseñó para respirar por la nariz, un hecho del que nunca nos molestamos en darnos cuenta hasta la aparición de un resfriado, alergias u otra afección que obstruya la respiración nasal. Parece sorprendente, por lo tanto, que el Yoga descubriera que respirar por la nariz tiene un propósito oculto: es el portal por el que el *prana* entra en el cuerpo.

Controlando la respiración en el portal, se puede dirigir el *prana* a voluntad a cualquier lugar. El Yoga proporciona un mapa de las vías sutiles (o *nadis*) que sigue el *prana*. El mapa se parece mucho a la red de vasos sanguíneos y nervios trazada por la anatomía médica moderna. El Yoga enseña que la energía vital está siempre en movimiento. Uno está más vivo cuando se siente vibrante de energía; alguien está enfermo o en decadencia cuando está agotado de energía. Pero, a un nivel más profundo, el *prana* sigue el camino trazado por la conciencia, que es la verdadera fuerza creativa en ti y en toda criatura viviente.

Como los *nadis* son canales invisibles y el *prana* no puede medirse objetivamente, no tiene cabida en la medicina moderna. Los antiguos *rishis*, o videntes védicos, solo lo descubrieron explorando su propia conciencia. En términos prácticos, el Yoga Real se ocupa de cómo el libre flujo del *prana* puede aumentar tu calidad de vida. Sus beneficios se experimentan personalmente, empezando por la mente, lo cual tiene sentido ya que el *prana* es el conducto, o portador, de la conciencia.

EL *PRANA* FLUYE LIBREMENTE CUANDO...

Tu mente está alerta y piensas con claridad.

Te sientes en paz por dentro.

Una mente tranquila va acompañada de una respiración fácil y regular.

Los *vrittis* mentales de ansiedad, preocupación e ira se asientan y final-
mente desaparecen.

Experimentas una sensación natural de bienestar.

Tu estado mental no se ve afectado por el estrés.

Tienes una sensación de frescura que se renueva cada día.

De inmediato puedes ver que el estado del *prana* determina la
calidad de la vida de una persona. Estás diseñado, según el Yoga,
para que el *prana* fluya con libertad cuando simplemente respiras por
la nariz. La respiración bucal está asociada a estados de desequilibrio
en el cuerpo. Cualquier desequilibrio sirve como un indicador listo
del *prana* bloqueado o disminuido. Dejando a un lado los resfriados,
las alergias y las afecciones médicas que bloquean la respiración, las
personas respiran por la boca cuando están ansiosas, estresadas, ago-
tadas o deprimidas, o cuando padecen insomnio o apnea del sueño.
Todos estos trastornos también están asociados a una disminución
de la energía, tanto física como mental.

EL *PRANA* ESTÁ BLOQUEADO CUANDO...

Te sientes fatigado o agotado.

Pierdes claridad mental.

Experimentas ansiedad.

Muestras nerviosismo.

Pierdes la sensación de calma interior.

No puedes prestar atención sin distraerte fácilmente.

Tienes debilidad muscular y pierdes tono muscular.

Muestras signos de envejecimiento.

Te vuelves propenso a resfriados, gripe e infecciones aleatorias.

Te curas más lentamente de lo normal.

La respiración bucal está relacionada médicamente con la apnea del sueño. Lo más intrigante es lo compleja que es la nariz humana cuando se examina, no por el sentido del olfato, sino por lo que pasa cuando entra el aire. Las diminutas fibras que recubren el conducto nasal son extraordinariamente eficaces para filtrar las partículas suspendidas en el aire (hasta 20 000 millones al día, según una estimación), así como para calentar el aire que se inhala cuando hace frío y enfriarlo cuando hace calor, lo que favorece el buen funcionamiento de los pulmones. También se produce un efecto humectante en las membranas mucosas de la nariz que es beneficioso para los pulmones.

Sin embargo, el Yoga Real se centra más en cómo el *prana* funciona como el aliento de la vida, lo que significa que transmite la energía viva que sabe cómo el cuerpo —de hecho, toda la creación— debe entretejerse como un único organismo vivo. Desde la célula hasta el cosmos, el flujo del *prana* es sinónimo de flujo de inteligencia creativa.

Ejercicio

Por sí sola, la respiración por la nariz permite de forma natural que el *prana* fluya libremente. Una meditación sencilla sobre la respiración como la siguiente es recomendable para todo el mundo. Puedes adoptarla como práctica diaria o recurrir a ella en cualquier momento del día en que desees estar más tranquilo, centrado y sosegado por dentro.

Sentado en un lugar tranquilo y con poca luz, cierra los ojos y respira hondo unas cuantas veces hasta que te sientas asentado y preparado para meditar. No acortes ni te saltes estos momentos introductorios. Estos preparan tu respiración para que se sincronice con tu estado de conciencia.

Dirije tu atención a la punta de la nariz y percibe el aire que entra y sale con cada respiración. (Después de un momento, si sientes que tu respiración es corta, irregular o jadeante, túmbate sin meditar y permite que tu respiración vuelva a la normalidad). Continúa siguiendo suavemente el ritmo de entrada y salida de tu respiración. No fuerces el ritmo y no te preocupes si de vez en cuando suspiras profundamente o sientes que debes respirar por la boca. Estas son buenas señales, ya que indican que tu respiración está trabajando para reequilibrarse.

Sigue haciéndolo de 5 a 20 minutos. Si notas que tu atención se desvía, vuelve a centrarla suavemente en la punta de la nariz. Cuando acabe el tiempo, túmbate o siéntate en silencio para salir del estado de meditación. No te precipites a volver a la actividad. Tómate el tiempo que requieras para reajustarte a un estado de vigilia relajado, listo para lo que siga.

MARTES

La clave para respirar mejor

Comienza repitiendo en silencio el tema de hoy:

Mi respiración energiza mente y cuerpo.
Mi respiración energiza mente y cuerpo.

Cuando tu respiración es fuerte, también lo es tu *prana*. Todas las funciones del cuerpo mejoran con un nivel óptimo de oxígeno en la sangre, pero el envejecimiento, los problemas respiratorios, las alergias y la contaminación atmosférica ahuyentan a la mayoría de las personas de este nivel óptimo. La respiración, en cierto modo, es como el viejo dicho: "Por falta de batalla, el reino se perdió": los cambios incrementales en la respiración pueden desencadenar un descenso de pequeños grados en áreas críticas como la presión sanguínea, la salud cardiaca y la función cerebral. El resultado es que casi todo el mundo puede beneficiarse reforzando su respiración para que no se produzcan pequeños déficits.

En este libro no nos ocupamos de la respiración yóguica controlada tradicional, que requiere de un profesor y una disciplina comprometida, pero la respiración consciente es algo que todo el mundo puede y debe aprender. La respiración es el portal del *prana*, y las prácticas de respiración consciente ocupan un lugar destacado para mejorar el flujo del *prana*.

He aquí tres ejercicios de respiración que fueron investigados y validados.

#1 Respiración abdominal

Este ejercicio se basa en la idea de que la zona inferior de los pulmones estimula la relajación. La respiración superficial, que utiliza sobre todo la parte superior de los pulmones, se asocia con el estrés, la ansiedad y los ataques de pánico. El objetivo de la respiración abdominal es utilizar el diafragma para inhalar profunda y conscientemente.

Siéntate erguido y empieza a respirar lentamente. Con cada inhalación, siente cómo el aire va hacia el fondo del abdomen conforme hinchas el vientre hacia fuera. Mueve el diafragma hacia fuera, asegurándote de respirar despacio y sin hacer fuerza. Cuando sientas el vientre lleno, exhala dejando que los pulmones expulsen el aire de forma natural, como si soltaras un suspiro.

Repítelo durante 5 a 10 minutos, respirando siempre por la nariz. Si sientes el impulso de respirar por la boca o de jadear, no te resistas. Intenta no forzarte. Como todos los ejercicios de respiración, este debe resultarte cómodo. Con el tiempo, adquirirás más resistencia.

#2 Respiración vagal

El nervio vago, uno de los diez nervios craneales que salen directo del cerebro, recibió mucha publicidad en los últimos años. El nervio vago desempeña un papel fundamental en la regulación de los latidos del corazón, la respiración y los intestinos; indica al cuerpo si está estresado; estos tres órganos intervienen en el desencadenamiento de la respuesta de lucha o huida.

Al estimular suavemente el nervio vago, se envían señales de relajación y ausencia de estrés a todo el cuerpo. La respiración vagal es la forma más sencilla de estimular el nervio vago, pero resulta ser una de las formas más eficaces de contrarrestar el estrés crónico de bajo nivel, al que casi todo el mundo está sometido en la vida moderna.

Siéntate en silencio, respirando por la nariz. Inhala lenta y cómodamente, asegurándote de que la respiración es lo bastante profunda como para llenar los pulmones. Aguanta unos segundos y luego suelta el aire despacio. Lo esencial aquí es inhalar conscientemente, hacer una pausa sin esfuerzo y exhalar conscientemente. La conciencia de la respiración es tan importante como la técnica utilizada.

Repítelo durante 5 a 10 minutos. Se cree que la respiración vagal tiene muchos más beneficios que relajar y disminuir la respuesta al estrés, pero esos beneficios por sí solos la hacen valiosa.

La respiración vagal será eficaz para algunas personas, pero si descubres que la respiración lenta y consciente solo aumenta el impulso de respirar de forma superficial y entrecortada (lo que es típico en situaciones de estrés agudo) o si sientes el más mínimo síntoma de pánico, interrumpe esta práctica. En tales situaciones, tumbarse y respirar de manera normal con los ojos cerrados empezará a sacar al cuerpo de la respuesta de estrés. A continuación, puedes meditar, pero, una vez más, si el repliegue sobre ti mismo te vuelve demasiado consciente del estrés y la ansiedad, deja de meditar y siéntate tranquilo, siendo consciente de tu cuerpo y tu respiración.

#3 Respiración regulada

Se trata de un ejercicio avanzado, ya que está relacionado con técnicas formales de *pranayama*. Sin embargo, la respiración regulada es un paso natural desde la respiración vagal. En este ejercicio, se te pide que cuentes tus respiraciones, aportando un control consciente al acto de respirar.

Siéntate tranquilo, respirando por la nariz. Si te sientes un poco distraído o tenso, respira hondo varias veces hasta que te sientas relajado y tranquilo. Ahora inhala lentamente contando hasta 4, exhala lentamente contando hasta 8 y cuenta hasta 8 antes de volver a inhalar; es decir, 4-8-8 para un ciclo respiratorio. Incluso en esta fase inicial, la respiración regulada puede resultar un poco difícil para algunos, ya que va en contra del hábito de respiración inconsciente al que todo el mundo está acostumbrado.

Pero vale la pena dominar esta práctica, porque produce una relajación profunda y cambios en la actividad de las ondas cerebrales. Simplemente regulando la respiración, se puede entrar en el estado meditativo representado por el aumento de la actividad de las ondas alfa. Con la práctica, es posible poner al cerebro en el mismo estado que en el sueño profundo sin dejar de estar alerta y despierto.

Si esta perspectiva te intriga, primero ponte cómodo durante unos días con un ritmo de 4-8-8. A continuación, pasa a periodos más largos. El objetivo es 6-12-12; es decir, inhalar contando hasta 6, exhalar contando hasta 12 y esperar a contar hasta 12 antes de volver a respirar.

Uno de los efectos de la respiración regulada es disminuir el número de respiraciones por minuto. El promedio de una persona en reposo es de 12 a 16 respiraciones por minuto. La respiración regulada disminuye el ritmo drásticamente, y si se alcanza una cuenta de 6-12-12, se puede respirar tan solo dos veces por minuto. Los yoguis avanzados pueden desacelerar su respiración (junto con los latidos del corazón y el consumo de oxígeno) hasta un nivel que alcanza el estado de conciencia más cercano a la fuente (*samadhi*).

Se presenta una posibilidad intrigante para las personas en su vida cotidiana. El Yoga no mide la vida por los años, sino por el número de respiraciones. Una respiración más lenta, si se hace conscientemente, implica pocas respiraciones por minuto, lo que se traduce en una vida más larga. El concepto general tiene sentido. Respirar despacio indica un estado de relajación que se ve menos afectado por el estrés. La duración de la vida de una persona está abierta a nuevas investigaciones, pero los beneficios de una mente más tranquila, una conciencia más profunda y una fisiología mejor regulada están fuera de toda duda.

MIÉRCOLES

El *prana* y la luz

Comienza repitiendo en silencio el tema de hoy:

Dirijo todas mis energías hacia la luz.
Dirijo todas mis energías hacia la luz.

Cuando hablamos de mejorar la calidad de vida, lo que deberíamos decir es las *cualidades* de la vida. Una vida ideal se basa en ellas. En comparación, si te centras en lo externo, como el dinero, el estatus y las posesiones, como marcadores de la buena vida, ni siquiera tocaste las cualidades que importan. A medida que el *prana* circula por tu cuerpo, anima cada célula con las cualidades primarias que también te aportan energía vital como persona.

LAS CUALIDADES PRIMARIAS DEL *PRANA*

Frescura, renovación.
Vitalidad, vibración.
Creatividad.
Autosuficiencia.
Inteligencia.
Crecimiento, evolución.

Estas son las cualidades que hacen del *prana* una energía viva y nos proporcionan una conexión directa con la luz, porque el *prana* es el portador de la conciencia. El Yoga sostiene que la conciencia es más poderosa cuanto más se acerca a la fuente. El *prana* circula a un nivel sutil que está mucho más cerca de la fuente que los procesos físicos del cuerpo.

Cada respiración aporta oxígeno vital, que tiene propiedades químicas que interactúan con las propiedades físicas de miles de otras moléculas a nivel celular. Pero la célula no tendría vida sin las cualidades mencionadas. Piensa en la chatarra oxidándose en un depósito de basura. Intervienen dos átomos de oxígeno y hierro, y el resultado neto es que el hierro se descompone y se deteriora.

Los mismos átomos de oxígeno y hierro interactúan en el torrente sanguíneo, lo que confiere el color a los glóbulos rojos. Sin embargo, el efecto es exactamente el opuesto al del hierro oxidado. El oxígeno se utiliza para nutrir las cualidades de la vida, refrescando cada célula, dándole vitalidad, permitiendo que la célula se sostenga a sí misma y crezca. Sin las cualidades de la vida que transporta el *prana*, el aspecto físico de la vida se deterioraría en reacciones químicas aleatorias que conducirían al caos y la decadencia.

Automáticamente, el *prana* tiende a las cualidades de la vida conforme respiras, pero puedes elegir ampliar o disminuir su eficacia. Lo que te da control sobre el *prana* es tu estado de conciencia. Puesto que el *prana* tiene el mismo origen en la conciencia pura que tú, se ve afectado por tu estado mental. Considera dos estados psicológicos —ansiedad y depresión— que obstaculizan el flujo del *prana*. Cuando el *prana* está debilitado, la vida se siente apagada, enervada, insegura, agotadora, abrumadora en su funcionamiento diario y sin ningún sentido de vitalidad. Estas son precisamente las descripciones clínicas de la depresión y la ansiedad.

Los fármacos utilizados para tratar la ansiedad y la depresión no curan realmente esas afecciones. Este fallo siempre fue una espina clavada para la psiquiatría, pero el Yoga Real apunta a un fenómeno mucho más significativo. Las mismas zonas del cerebro afectadas por estos fármacos se ven igualmente afectadas por la terapia de conversación. En otras palabras, intercambiar palabras con un terapeuta sobre cómo te sientes —las cualidades de la vida tal y como las experimentas— puede aliviar la ansiedad y la depresión con la misma eficacia que los fármacos y sin efectos secundarios. La explicación que da el Yoga es que ir al nivel de las cualidades (es decir, la experiencia subjetiva) permite redirigir conscientemente el *prana* hacia un patrón más saludable.

Este es un buen ejemplo de la percepción básica que proporciona el Yoga Real: solo puedes cambiar aquello de lo que eres consciente. La conciencia guía al *prana*, y el *prana* comunica a tus células los cambios que quieres hacer.

Ejercicio

La lección básica de hoy es que cambiar la calidad de tu vida depende de cambiar las muchas cualidades de tu vida. Una intención general ("Quiero que las cosas mejoren") no es eficaz. Lo que es efectivo es centrarse en las cualidades primarias que el *prana* transporta cuando se mueve a través de la mente y el cuerpo. Mira la lista de cualidades y empieza a centrarte al principio en una o dos de ellas.

¿Cómo puedes hacer que tu vida sea fresca en lugar de rutinaria? ¿Qué actividad creativa puedes emprender? ¿Qué problemas y retos cotidianos puedes afrontar de forma más inteligente? Sé concreto. Escribe los pensamientos que te vengan a la mente. Una gran ayuda es consultar a un amigo o a un familiar de confianza que ejemplifique la cualidad que quieres desarrollar. Puede ser alguien súper creativo, autosuficiente o inteligente a la hora de afrontar sus propios problemas. Cuando se entabla un intercambio estimulante, se está avivando el flujo del *prana* en ese momento, que es la mitad de la respuesta.

JUEVES

Sanación energética

Comienza repitiendo en silencio el tema de hoy:

Redirijo mi energía a donde sea necesaria.
Redirijo mi energía a donde sea necesaria.

La conciencia trae cambios. Dondequiera que dirijas tu conciencia, se produce un cambio en la forma en que fluye el *prana*. Este principio es la base del trabajo energético, un término amplio que puede aplicarse a las terapias orientales tradicionales, como el Ayurveda, el *Qi Gong* y la acupuntura, o a la quiropráctica y la osteopatía modernas. Todas ellas dependen de la reorientación de la energía vital a un nivel sutil.

En este momento, estás redirigiendo el *prana* de manera que ayuda a promover o interferir con el proceso de curación. No puedes cambiar las vías por las que fluye el *prana*: son tan fijas como los vasos sanguíneos o el sistema nervioso central. Pero puedes mejorar el *prana* de varias maneras.

LAS PRÁCTICAS PARA MAXIMIZAR EL *PRANA*

Meditación.

Controlar la respiración.

Comer alimentos lo más frescos posible, beber agua pura y respirar aire puro y no contaminado.

Dormir tranquilo y profundamente.

Reducir el estrés.

Mantener una actitud optimista.

Estirarte y moverte con regularidad a lo largo del día.

Salir a la Naturaleza.

Evitar el agotamiento mental y físico.

Nada de esta lista es nuevo o sorprendente, como debe ser. Cada rama del Yoga adopta un punto de vista diferente sobre el mismo objetivo, que es lograr una vida ideal. Pero los recordatorios constantes de hacer lo que es bueno para ti no son eficaces como motivación. Necesitas experimentar el cambio en una dirección curativa, que luego aumente tu deseo de más de lo mismo. En terminología moderna, necesitas crear un bucle de retroalimentación positiva.

La forma más sencilla y natural de hacerlo, cuando se trata del *prana*, es ponerlo en movimiento. El agua que fluye se mantiene fresca; el agua estancada, no. Lo mismo sucede con el *prana*. Si vuelves a la lista anterior, cada práctica estimula el *prana* para que circule de forma natural, sin drenar ni agotar tu energía. La meditación podría parecer la excepción, pero no lo es. Al calmar la actividad de la mente (*vrittis*), la meditación abre los canales sutiles por los que fluye el *prana*.

Ejercicio

Puedes reforzar tu *prana* fácil y suavemente haciendo que tu rutina diaria sea un poco más consciente. Muévete y estírate cada hora. Elige las verduras y hortalizas más frescas del mercado. No comas sobras. Presta más atención a dormir de forma regular un sueño de calidad. Medita, aunque solo sea unos minutos. Estos cambios graduales requieren que prestes atención, y una vez que se establece un bucle de retroalimentación positiva, se vuelven cada vez más automáticos. Las palabras clave del *prana* son *natural*, *no forzado* y *fácil*, tan fácil como respirar.

VIERNES

Creación eterna

Empieza repitiendo en silencio el tema de hoy:

Soy parte de una creación viva que respira.
Soy parte de una creación viva que respira.

El *prana* resuelve un misterio que, de otro modo, no tendría explicación. Si se mira a un abejorro desde la perspectiva de un ingeniero aeronáutico, la criatura es demasiado pesada, lenta y gorda para volar. Del mismo modo, el cuerpo humano no debería estar vivo si se observa desde una perspectiva meramente física. Ninguno de sus componentes químicos está vivo. Si tomamos una célula muscular temblorosa o una célula cardíaca palpitante y seguimos su composición hacia atrás, de la célula a las moléculas y a los átomos, en el instante en que damos el primer paso, que nos lleva a las proteínas esenciales que componen cada célula, la vida se desvaneció. La molécula más compleja dentro de ti, tu ADN, aprendió de alguna manera el truco de dividirse perfectamente por la mitad, y no hay duda de que la vida se basa en transmitir este truco para que las células puedan dividirse.

Desde que comenzaste como una sola célula en el vientre de tu madre, fuiste el afortunado resultado de este truco. Pero que el ADN se abra por la mitad no deja de ser un proceso puramente químico, no tan distinto del modo en que se multiplican los cristales. Tomemos una solución densa de azúcar y agua, suspendamos en ella un cordel con un solo cristal de azúcar y, de la noche a la mañana, muchos más cristales lo rodearán por arte de magia. Un terrón de azúcar se desarrolla espontáneamente y sigue haciéndolo mientras la solución azucarada sea lo bastante densa. Pero los cristales no están vivos, y aunque se les dé miles de millones de años para evolucionar, nunca cobran vida.

El misterio de la vida desaparece una vez que te das cuenta de que todo está vivo, y lo que mantiene todo vivo es el *prana*. La chispa de la vida no es física. La vida forma parte de la existencia misma. Surge en todos los niveles de la creación, incluido el cosmos físico y el átomo. Sin inteligencia creativa, tu cuerpo no sobreviviría ni un minuto más. En todos los niveles, el *prana* sabe cómo mantener la vida.

LAS FUNCIONES VIVIFICANTES DEL *PRANA*

Aporta alimento a cada célula.

Determina si se crea, se destruye o se mantiene la vida.

Promueve el crecimiento y la evolución.
Organiza y regula todos los procesos.
Sincroniza todos los biorritmos del cuerpo.
Conecta la mente y el cuerpo de forma dinámica.

Ninguna de estas funciones puede explicarse únicamente mediante procesos físicos. Allí donde fluye la inteligencia creadora, fluye el *prana*. La física emplea la materia y la energía como elementos básicos de la creación, pero deja de lado el elemento crítico de la inteligencia.

El *prana sabe* lo que hace. Puedes ver lo importante que es esto si piensas en la electricidad que alimenta la iluminación, la calefacción y los electrodomésticos de tu casa. ¿Puedes concebir que la corriente eléctrica conozca la diferencia entre una secadora, una luz fluorescente y un calentador antes de llegar a esos aparatos?

El Yoga sostiene que todo en la creación es una transformación de la conciencia en diferentes etapas. Las ocho ramas del Yoga son niveles de transformación. Puedes elegir ampliar tu control sobre un nivel por separado, del mismo modo que el *pranayama* controla la respiración y el *asana* controla la fisiología, pero cada rama es una faceta del todo. Como dice un dicho védico: "El Yoga es como una mesa con ocho patas. Mueve una pata y toda la mesa se mueve".

La conciencia pura es intemporal, al igual que el *prana*. El acto de creación que tiene lugar en tu cuerpo en la próxima fracción de segundo, que comprende cientos de miles de reacciones químicas en una sola célula, es el mismo acto de creación que tuvo lugar en el Big Bang y en cada momento posterior. Así que el *prana* te vincula con la creación eterna. El Génesis, tal como lo ve el Yoga, es ahora.

Ejercicio

Imagínate arrancando una manzana de un árbol. Dale una mordida y trágatela. Sigue mentalmente el recorrido de la manzana conforme se digiere y cede su energía. Observa cómo la energía entra en una célula del corazón y alimenta un solo latido. Ahora pregúntate: ¿en qué momento abandonó la vida la manzana? Solo hubo etapas de transformación a medida que la fruta iba del árbol a tu corazón. En cada etapa sucedieron procesos diferentes. (Podríamos ampliar este ejemplo a los residuos de la manzana digerida que vuelven a la tierra para nutrir un manzano en germinación, perpetuando el círculo de la vida). Sin embargo, la cadena de energía es ininterrumpida, al igual que el flujo de la vida.

En este ejercicio captaste la naturaleza eterna del *prana*. Se mueve, se transforma, se guía de un paso a otro sabiendo lo que tiene que hacer. El vínculo entre la vida y la conciencia nunca se rompe, gracias al vehículo que transporta tanto la vida como la conciencia, que es el *prana*.

SEMANA 5

PERMANECER EN LA LUZ
(Rama del Yoga: *Pratyahara*)

ESTA PARTE DEL VIAJE

El Yoga Real es un viaje para alcanzar la vida ideal. La quinta rama, conocida como *pratyahara*, es el punto de inflexión en este viaje. Aquí se aprende a vivir en la luz de forma permanente. En lugar de vislumbrar el amor, la compasión, la creatividad, la belleza, la verdad y los demás valores de la conciencia superior, ahora son tus impulsos naturales. Logras experimentarlos sin que la mente constantemente agitada esté bloqueando el camino.

En el Yoga clásico, *pratyahara* se describe como "el retraimiento de los sentidos", lo cual no es fácil de entender al principio. Si estás mirando un objeto —una manzana, una televisión, otra persona—, ¿cómo puedes no verlo? ¿Se puede realmente privar el sentido de la vista? Sí, y lo haces todo el tiempo, desconectándote. Dejas de prestar atención a lo que te informan tus ojos y en su lugar le prestas atención a tu mundo interior. También puedes oír sin escuchar, por eso decimos: "Perdona, estaba distraído y no escuché lo que dijiste". Tus oídos te informaron del sonido de otra persona hablando, pero tu atención estaba en otra parte.

Una vez que te desconectas, *pratyahara* te enseña qué hacer a continuación: encontrar la luz y permanecer en ella. Sabes que lograste esta hazaña porque suceden las siguientes cosas:

Experimentas tu cuerpo como la puerta a la dicha.
Derrites las impresiones kármicas.
Vences el miedo.
Ves el camino evolutivo y lo tomas.
Empiezas a vivir desde el nivel de las soluciones, en lugar del nivel de los problemas.

En la Semana 5 trataremos las prácticas que conducen a cada una de estas victorias, porque eso es lo que son. Las causas profundas del dolor y el sufrimiento son derrotadas de una vez por todas.

LUNES

En casa, en la luz
Comienza repitiendo en silencio el tema de hoy:

Recibo la luz mientras me acoge.
Recibo la luz mientras me acoge.

La luz es tu lugar de pertenencia. Esta es una de las verdades más básicas reveladas por el Yoga Real. El lugar al que perteneces también puede llamarse "hogar", así que sin importar cómo te sientas en casa, vivir en la luz debería sentirse de la misma manera. Las cualidades del hogar son conocidas por todos. Un niño que crece en una familia segura y cariñosa aprende lo que representa el hogar, y estas impresiones duran toda la vida. El hogar es, o debería ser esto:

Acogedor.

Familiar.

Seguro.

Relajante.

Feliz.

Cariñoso.

Nutritivo.

Un niño que tiene la suerte de experimentar estas cosas simplemente por llegar a casa depende de los padres para crear estas cualidades. En el Yoga Real, descubres que existen en ti mismo: la luz las proporciona. La quinta rama del Yoga, *pratyahara*, te enseña cómo instalarte en la luz, mirar a tu alrededor y saber qué es realmente el hogar. Es el lugar donde puedes ser tú mismo. Normalmente, dejas tu hogar para salir al mundo y volver una y otra vez a lo largo de tu vida. En *pratyahara*, hacer de la luz tu hogar es diferente porque puedes permanecer allí sin salir nunca.

Descubrir que esto es posible representa un gran avance. Antes, las cuatro primeras ramas del Yoga implicaban ir y venir. Estás navegando por cambios constantes en el mundo que te rodea, en tus experiencias y en la actividad de la mente y el cuerpo. *Pratyahara* fusiona el ir y venir por grados hasta que te conviertes en un punto inmóvil en el mundo que gira.

Algunos avances son dramáticos, pero este no lo es porque estás haciendo muy poco más allá de darte la bienvenida a casa. Por eso el Yoga se describe a menudo como el "viaje del regreso". Reconoces que el mundo "de aquí dentro" tiene todas las cualidades del hogar, que es muy diferente de las historias que nos contamos sobre demonios ocultos, fuerzas oscuras, recuerdos dolorosos e incluso la amenaza de volvernos locos si miramos demasiado profundo en nuestro interior.

Todas estas historias se destierran cuando sigues el camino trazado por el Yoga Real. Tu mundo interior no es un oscuro subterráneo. Por el contrario, es la puerta de entrada a tu verdadero yo. Los llamados demonios y fuerzas oscuras son solo otro tipo de *vritti* que bloquea la luz.

En el Yoga Real, nunca luchas contra los *vrittis*; permites que la conciencia los disuelva, lo que sucede por grados. Uno de los secretos más valiosos del Yoga es que se hace más fácil, no más difícil, disolver los *vrittis* a medida que profundizas. *Pratyahara* te enseña a hacer más fácil el proceso de disolver los *vrittis*, empezando con el siguiente ejercicio.

Ejercicio

La práctica más básica de *pratyahara* es la exploración de todo el cuerpo. Busca un lugar tranquilo donde puedas tumbarte cómodamente. Puede ser la cama o una alfombra suave. Recuéstate boca arriba con los brazos a los lados. Cierra los ojos y respira profundo para relajarte.

Observa tu interior y empieza a escanear tu cuerpo, empezando por los dedos de los pies, sintiendo la experiencia a medida que avanzas lenta y constantemente hacia la cabeza. Por *escanear* me refiero a dejar que tu conciencia te recorra mientras notas lo que te llama la atención. Puedes notar el calor o el frío, la ligereza o la pesadez, el placer o la incomodidad de una determinada sensación. No te plantees este ejercicio con expectativas. Lo único que tienes que hacer es utilizar la conciencia para recorrer tu cuerpo.

Una vez finalizada la exploración de todo el cuerpo, relájate en la sensación de estar cómodo dentro de ti mismo. Este es el paso básico al que el Yoga se refiere como "retraimiento de los sentidos". No te centras en lo que puedas ver, oír, tocar, saborear u oler fuera de ti. Tan solo estás experimentando estar "aquí dentro".

Si quieres, puedes realizar una segunda exploración, esta vez fijándote en la sensación básica de volver a casa. Las cualidades que buscas ya se enumeraron antes: acogedor, familiar, seguro, relajante, feliz, cariñoso y afectuoso. Para ayudarte a concentrarte, puede ser útil que evoques un recuerdo o una imagen de un momento en el que te hayas sentido bien acogido y, a continuación, dejar que esa sensación invada tu cuerpo. Puedes hacer lo mismo con las demás cualidades. Utiliza un recuerdo en el que te sientas seguro, relajado, feliz, etcétera. Para algunas de estas cualidades, tal vez no necesites un recuerdo. Basta con que te digas suavemente la palabra para que surja la sensación correspondiente.

Este ejercicio se profundiza cuanto más a menudo lo practiques, y te resultará cada vez más placentero si lo conviertes en parte de tu rutina diaria.

MARTES

Semillas del karma

Comienza repitiendo en silencio el tema de hoy:

Me libero de viejos recuerdos.
Me libero de viejos recuerdos.

El Yoga Real te muestra cómo tomar el control de tu vida, lo que se aplica fuertemente al karma. La mayoría de la gente está atrapada en sus acciones pasadas, que son el campo del karma. Esto pasa de una manera sutil e invisible. El karma opera por debajo del nivel de los pensamientos y los sentimientos. Para escapar de tu karma, el *pratyahara* te muestra cómo ir al nivel donde se plantan las semillas kármicas. El objetivo es impedir que estas semillas broten. El principio es el mismo que desherbar un jardín. Es difícil arrancar una mala hierba que ya creció, pero es más fácil arrancar una mala hierba que no es más que una plantita, y lo más fácil de todo es tirar la semilla de la mala hierba antes de que haya brotado.

Karma es la palabra sánscrita para "acción", pero no se refiere a cada pequeña cosa que haces o que hace tu cuerpo. Los karmas son acciones que dejan un recuerdo. Tu primer día de escuela, tu primer beso, perder dinero en un casino, destrozar el coche... son acontecimientos memorables. Si un recuerdo es lo bastante fuerte, puede hacerse cargo de tu vida, colorearla o incluso controlarla de diversas maneras. Por ejemplo, un divorcio doloroso influye en tu próxima relación. Dado que algunos acontecimientos son dolorosos de recordar, los recuerdos de humillación, derrota, fracaso, contratiempos y pérdida indican el poder que el pasado ejerce sobre nosotros.

En la operación del karma, un recuerdo positivo también puede teñir o controlar tu vida. El *quarterback* de la preparatoria que descubre que nada en la vida posterior lo hace sentir tan bien como ser un héroe adolescente se ve ensombrecido por un recuerdo positivo. La mayoría de la gente piensa en el karma como algo bueno o malo, pero el Yoga Real se ocupa del poder vinculante de todos los karmas, el pegamento que permite que los recuerdos coloreen o controlen nuestras vidas.

En *pratyahara*, hay formas prácticas de alcanzar un estado de conciencia en el que utilizas tus recuerdos, y no al revés.

GANA EL CONTROL DE TUS RECUERDOS

No creas todo lo que recuerdas.

Cuando surja un mal recuerdo sustitúyelo por pensamientos positivos.

No te obsesiones con el pasado.

Siente el miedo, pero sigue adelante de todos modos.

Si un recuerdo te desconcierta, tómate tu tiempo para centrarte.

No repitas el pasado solo porque tu memoria te lo dice.

Practica estar en la luz a través de la meditación.

Recuérdate a ti mismo que la única realidad permanente es la dicha.

Los recuerdos menos fiables surgen del miedo. Supongamos que quieres pedir un aumento en el trabajo, pero recuerdas que la última vez que lo hiciste te rechazaron. La memoria te está utilizando si este recuerdo es suficiente para impedirte solicitar un aumento; como resultado, te derrotas a ti mismo. Puedes revertir la situación si te das cuenta de que hoy es un nuevo día, lo cual te motiva a ir y pedir un aumento sin dejarte ensombrecer por el pasado.

Las prácticas para ganar el control sobre tus recuerdos funcionan como pautas generales para todos, pero son más efectivas si tienes la visión de moverte constantemente hacia la luz. Ten en cuenta que la luz de la conciencia pura es la sanadora definitiva y que estar en la luz te sitúa en el eterno ahora, que el pasado no puede tocar.

Ejercicio

Pratyahara enseña que puedes desactivar tu karma privándolo de atención. La atención es lo que hace que las semillas kármicas broten y crezcan. Cuanto antes las detectes, mejor. Esto asegura el menor dolor y lucha, y una vez que domines el siguiente ejercicio, no habrá ninguno en absoluto.

Túmbate boca arriba, con los ojos cerrados, y respira hondo varias veces. Pon tu atención en la región del corazón. El karma es más fácil de detectar como sensaciones y emociones débiles en el corazón. De forma sencilla, siente cómo tu corazón se calienta y se relaja. Si te ayuda, puedes visualizar un cálido resplandor dorado que inunda tu corazón.

Conforme surjan los pensamientos, podrían llamar tu atención, lo cual es natural. En cuanto puedas, vuelve al cálido resplandor de tu corazón. Quizá un pensamiento o una sensación te resulten desagradables. Dile: "Ya no te necesito", y reanuda el ejercicio. Si surge un recuerdo o una sensación muy negativa, abre los ojos, respira hondo unas cuantas veces y deja que se calme. Luego, cuando te sientas más a gusto contigo mismo, retoma el ejercicio.

Puedes elegir cuánto tiempo quieres realizar este ejercicio. Funciona bien durante unos minutos o hasta media hora o más. Pero sería mejor que empezaras con una duración más corta. Si te enfrentas a un recuerdo doloroso, la actitud que debes tomar es que puedes invitar al recuerdo a que se vaya. No hay razón para que el pasado persista en el presente. Toda la energía negativa se disipará una vez que aprendas cómo debes utilizar tus recuerdos, y no al revés.

MIÉRCOLES

Tres mitos al descubierto

Comienza repitiendo en silencio el tema de hoy:

Comparto una conciencia con mi cuerpo.
Comparto una conciencia con mi cuerpo.

Al permanecer en la luz, empiezas a disolver la separación entre mente y cuerpo. La misma inteligencia creativa fluye a través de ambos. Comparten la misma fuente en la conciencia pura. Sin embargo, el lugar al que te conduce el *pratyahara* no es ni la mente ni al cuerpo. Es un campo silencioso de conciencia, y las débiles sensaciones que surgen en él son como chispas o impulsos creativos.

Se necesita un cambio de perspectiva para habitar plenamente este campo de conciencia. Aquí es donde te encuentras con tu verdadero yo. Cualquier otra versión de ti mismo —física, mental, social o emocional— es secundaria, un subproducto del flujo de inteligencia creativa. No hay razón para juzgarte a ti mismo por estos yo secundarios. Surgen de la misma fuente de la que emerge toda la creación. El problema es que los confundimos con lo que realmente somos. Entonces, un conjunto de falsas creencias nos rodea y bloquea el viaje hacia el verdadero yo.

Disiparás tus viejos condicionamientos y falsas creencias descansando en el campo de la conciencia; la luz ofrece una sensación de dicha, unidad y pertenencia que ningún yo secundario puede igualar. Pero el Yoga Real también trata del conocimiento (*vidya*) que contiene la verdad, y la verdad, como dice el dicho bíblico, te hará libre.

Para acercarnos a la verdad sobre quién eres realmente, examinemos su opuesto. Lo contrario de la verdad es el mito, y tres poderosos mitos sobre la mente y el cuerpo impregnan la sociedad.

Mito # 1. Estás cautivo dentro de tu cuerpo.

Mito # 2. Fuiste creado a partir de la materia.

Mito # 3. Tu cerebro es el que piensa.

Son mitos tan omnipresentes que quizá nunca te cuestionaste, pero si destrozamos cada mito, te acercarás más a la fusión de tu cuerpomente con el campo de luz. Solo entonces experimentarás quién eres realmente.

Mito # 1. Estás cautivo dentro de tu cuerpo.

¿Puedes sentirte dentro de tu cabeza mirando al mundo, disfrutando de sus paisajes, sonidos, sabores, olores y texturas? Es una experiencia tan convincente que resulta difícil imaginar que sea falsa. Pero el

Yoga Real nos enseña que lo es. No estás "en" tu cabeza o tu cuerpo en absoluto.

Tu cuerpo es una zona de conciencia, y tu mente comparte la misma zona de conciencia. *Pratyahara* enseña esta verdad fundamental.

Cuando las dos zonas de conciencia están separadas, puedes sentirte cautivo en tu cuerpo a causa del dolor, la enfermedad y el envejecimiento. La mente quiere escapar de estas experiencias y se ve abocada a la separación como única salida. Pero una vez que rompes el mito de estar "en" tu cuerpo, te das cuenta de que solo hay una zona —el cuerpomente— que comparte la misma vida. Esta comprensión te permite liberarte de ser un rehén. Fusionados como una sola conciencia, abres la posibilidad de que no eres tu cuerpo ni tu mente. Esta comprensión te libera del dolor y el sufrimiento y hace que el envejecimiento sea irrelevante. Creces en la verdad de que eres eterno y, al mismo tiempo, la dicha abruma cualquier dolor físico o mental.

Mito # 2. Fuiste creado a partir de la materia.
Este mito nació de la visión del mundo que remonta toda la creación a acontecimientos, procesos y cosas físicas. La cosa puede ser tan pequeña como un *quark*, el acontecimiento tan titánico como el Big Bang. Las visiones del mundo son coherentes, pero eso no las convierte en la verdad. Al mostrarte que puedes experimentarte a ti mismo como una zona de conciencia, el *pratyahara* te libera de la trampa del materialismo. Empiezas a vivir la verdad de que la conciencia lo abarca todo.

Demostrar que esta conciencia que todo lo abarca existe (llámese Dios o los dioses, mente de Buda, Brahman) fue un fastidio para la humanidad durante siglos; sin embargo, podemos atravesar toda la confusión y el conflicto de forma bastante sencilla. La prueba de que la conciencia subyace a todo se reduce a una cosa: saber. La Naturaleza sabe lo que hace. Si la Naturaleza no fuera más que sucesos aleatorios que barajan materia y energía, no sabría nada y la existencia carecería de sentido. Sin embargo, cada célula de tu cuerpo sabe cómo mantenerse organizando cientos de miles de reacciones químicas por segundo. Una célula no es un saco de proteínas suspendido en una sopa acuosa. Es inteligencia organizada. Todo ser vivo es inteligencia organizada y no hay razón para afirmar que esta inteligencia no precedió a la vida en la Tierra. Todo el cosmos que conduce a la vida en la Tierra es una secuencia de acontecimientos gobernados y controlados por una inteligencia creadora.

Pratyahara enseña que también puedes gobernar y controlar los acontecimientos de tu cuerpo porque eres la misma inteligencia creativa que está en el corazón de todo. Los yoguis más avanzados alcanzan un grado de control tan asombroso que pueden reducir conscientemente funciones vitales como la frecuencia cardiaca, la respiración y la temperatura corporal casi a cero, a medida que el yogui se sumerge por completo en la zona de conciencia. El siguiente paso es borrar todas las limitaciones físicas. Los yoguis avanzados pueden experimentar estar en dos lugares al mismo tiempo o incluso visitar otras dimensiones. Sin explorar tan profundamente el *pratyahara*, como hace Patanjali en los *Yoga Sutras*, la cuestión de estos poderes avanzados —*siddhis*— queda al margen de la vida cotidiana. Pero se puede lograr mucho más control sobre lo físico de lo que se cree, gracias a la libertad de conciencia de la que están dotados los seres humanos. Como mínimo, al aceptar tu cuerpo como una zona de conciencia, lo liberas para que sane, evolucione, refuerce su inmunidad y resista o invierta el envejecimiento. Estos procesos suceden en la conciencia compartida del cuerpomente.

Mito # 3: Tu cerebro es el que piensa.

Convertir el cerebro en un órgano pensante es una ramificación del materialismo. Cuando sientas la tentación de creer que tu cerebro es el que piensa, y no tú, mira a tu alrededor. ¿Tu televisor hace que los actores de una película hagan lo que hacen? ¿El piano de la esquina aprendió a tocar Bach? ¿Tu computadora sabe lo que quieres decir cuando escribes una palabra? Un televisor, un piano y una computadora son instrumentos pasivos a la espera de que la conciencia los active. Del mismo modo, es pura ilusión afirmar que el cerebro puede pensar.

Las sustancias químicas de una célula cerebral son las mismas que las de las células de la piel del dedo gordo del pie, y el funcionamiento de las células cerebrales difiere muy poco de las funciones de cualquier otra célula del cuerpo. Un bulto de un kilo de materia gris no puede escapar a su condición de lote de sustancias químicas, y tampoco debemos atribuir el amor, la compasión, la creatividad, etcétera, a un lote de sustancias químicas. El cerebro ni siquiera es consciente de que existe. Hasta que no se abre el cráneo para revelarlo, no hay ninguna experiencia subjetiva que diga: "Aquí estoy. Soy tu cerebro".

Pratyahara enseña que el cerebro ocupa la misma zona de conciencia que el resto del cuerpo. La inteligencia creativa fluye por todas las células; una célula cerebral no es excepcional. A la inteligencia creativa de tu sistema inmunitario se le asignan las tareas necesarias para mantenerte sano y protegido de los organismos patógenos. Esta inteligencia es tan compleja que al sistema inmunitario se le llamó "cerebro flotante", cuyo hogar está en el torrente sanguíneo y el sistema linfático, que, por su propia naturaleza, están en constante movimiento.

Una célula cerebral destaca porque su tarea es transmitir palabras, pensamientos, impulsos, deseos, esperanzas, miedos y todo lo demás asociado a la mente. El cerebro en sí nunca tuvo un pensamiento. Pero cuando se fusiona con el campo de la inteligencia creativa, el cuerpomente, el cerebro contribuye a la totalidad de la vida. La unidad lo es todo. Si se afirma que la mente crea el cerebro o que el cerebro crea la mente, ninguna de las dos afirmaciones es válida sin que la otra lo sea. Se trata de una fusión natural que da al Yoga Real su base en la realidad.

Ejercicio

Las prácticas de *pratyahara* te dan más control sobre tu cuerpo, que empieza por encontrar el interruptor de control en tu conciencia. Túmbate cómodamente boca arriba con la mano en el esternón, por encima del corazón. Siente los latidos de tu corazón, luego retira la mano y percibe los latidos solo en tu conciencia corporal.

Es posible que tengas que repetirlo varias veces, pero la mayoría de las personas pueden percibir fácilmente una pulsación en las proximidades del corazón, y muchas pueden sentir los latidos reales de su corazón.

Ahora coloca las manos a los lados y traslada la sensación de pulsación a las puntas de los dedos. Siente la débil pulsación de la sangre que recorre tus dedos. Este ejercicio te muestra que tienes más control sobre la conciencia corporal de lo que crees. Puedes tener la intención de que tu cuerpo se sienta ligero o pesado, cálido o frío, sólido o hueco. Con la práctica, puedes desacelerar intencionadamente el ritmo cardíaco y la respiración, y la intención bastará para crear estos cambios. Pero todo el proceso comienza mostrándote a ti mismo que puedes fundirte en la zona del cuerpomente y mover tu conciencia hacia donde quieras que vaya.

JUEVES

Mentiras mágicas

Comienza repitiendo en silencio el tema de hoy:

Vibro en el campo de la luz.
Vibro en el campo de la luz.

Cuando *pratyahara* habla de retraer los sentidos, la razón principal es volverse hacia el interior, pero hay otra razón igual de importante: no se puede confiar en los sentidos. Todo el mundo tiene un atisbo de esto, ya que todos sabemos, a pesar de la evidencia de nuestros ojos, que el sol, de hecho, no sale por la mañana y se pone por la noche. Pero el Yoga va mucho más allá, declarando que los cinco sentidos nos envuelven en una red de mentiras mágicas. No puedes estar en contacto con la realidad, incluida la realidad de tu verdadero yo, si estás bajo el hechizo de estas mentiras.

El Yoga describe todo el esquema de mentiras mágicas como *maya*, o "ilusión", pero me parece que esta terminología incomoda a la gente. Si este mundo es una ilusión, ¿a qué debemos aferrarnos? El mundo físico y todo lo que hay en él no van a ninguna parte, diga lo que diga el Yoga. Está claro que no se puede vivir en el mundo y, al mismo tiempo, considerarlo una mentira total: nadie podría soportar psicológicamente semejante doble pensamiento.

Pratyahara muestra otro camino, que se basa en una palabra de inocente apariencia, pero de una potencia asombrosa: *vibración*. Tomemos cualquier objeto —un árbol, un perro, un rascacielos o una molécula— y podemos rastrear su origen hasta un conjunto de vibraciones. En física cuántica, estas vibraciones se describen como "ondulaciones en el campo cuántico". En Yoga, hay "ondulaciones en la conciencia". El hecho de que el cosmos se mantenga unido por vibraciones invisibles no cambia la vida cotidiana, aunque es un hecho asombroso. Pero las vibraciones en la conciencia *son* la vida cotidiana.

Pratyahara no te pide que te abras camino a través de los matorrales de *maya*. Más bien, aprendes a elegir el nivel de vibraciones con el que quieres identificarte. Siendo el reino de los cinco sentidos, *maya* es un nivel burdo de vibraciones: en este nivel, las rocas son duras, el viento es suave, las rosas huelen dulce, la basura apesta. El pensamiento es un nivel más sutil de vibración, un reino de imaginación, conceptos abstractos y todo el esquema de deseos, sueños, miedos y recuerdos que habitan en la mente.

Avanza un nivel más y te encontrarás en el reino del *pratyahara*, donde nacen las vibraciones, que emergen tenuemente del campo ilimitado de tu conciencia del mismo modo que los *quarks* emergen de la "espuma cuántica" ilimitada que zumba y vibra constantemente. La realidad burbujea como la efervescencia en un refresco. Pero esto no describe la forma en que cada nivel de realidad da un vuelco, volcando por completo el nivel de realidad contiguo. En el nivel de *maya* se experimentan cualidades físicas, como la dureza, la solidez, el calor y la pesadez, y sus opuestos, por lo que se puede distinguir al instante una roca de una pluma.

En el nivel de la mente, hay un vuelco, y las cualidades físicas se vuelven imaginarias. Puedes ver una piedra o una pluma en tu mente, pero no puedes tocarlas ni pesarlas. La mayoría de la gente se detiene en este nivel, pero si se profundiza, se produce otro cambio. Ahora la pluma y la roca imaginarias ya no existen, pero sí las vibraciones que las originan. ¿Qué es una pluma sin su ligera suavidad o una roca sin su sólida dureza?

Ambas se disuelven en la inteligencia creativa. Todo el fundamento de *pratyahara* es que la inteligencia creativa contiene todos los elementos esenciales para crear cualquier cosa. Para hacerlo más personal, este es el nivel en el que eres creado, con todos tus ingredientes esenciales mantenidos en su lugar, precisamente como se mantienen en su lugar los ingredientes esenciales de una roca, una pluma o cualquier otro objeto. En *pratyahara*, tus ingredientes esenciales son muy diferentes del cuerpo y la mente que experimentas, pero aún así te reconocerás si haces una lista de estos ingredientes invisibles.

LA "COSA" QUE ERES TÚ

Tu verdadera esencia es intemporal, nonata e imperecedera.

Cada átomo de tu cuerpo es una expresión de inteligencia creativa.

Cada elección que haces reverbera en todo el campo de la conciencia pura.

Te abraza el poder organizador del campo, que todo lo gobierna y regula.

Ocupas un lugar único en la creación.

Estás completo porque el campo está completo.

Los seres humanos podemos ver de qué estamos hechos y acceder a nuestra fuente en el campo atemporal de la conciencia pura. Nadie puede explicar esto, el misterio supremo conocido como autoconciencia. Cada uno de nosotros está diseñado para ser consciente de sí mismo: es simplemente un hecho de la existencia humana. El campo de la conciencia pura está abierto a todos. Nadie puede ser privado del acceso a su fuente. Al mismo tiempo, puedes elegir hasta qué punto deseas ser consciente de ti mismo.

En un extremo hay una ausencia casi total de autoconciencia, marcada por el miedo, la negación, la ignorancia, el comportamiento inconsciente y el condicionamiento robótico. En el otro extremo está el *pratyahara*, la inmersión en la luz, que te hace consciente de ti mismo en todo momento. No hay nada más que buscar o desear en la vida. Situado en el flujo de la inteligencia creativa, te identificas con tu verdadero yo con la misma naturalidad con la que antes te identificabas con tus cinco sentidos. Rompiste el hechizo de *maya*. En lugar de mentiras mágicas, experimentas tu esencia, y cada regalo de la luz es tuyo para que lo tomes.

Ejercicio

Fuiste creado a partir del campo ilimitado de la conciencia pura, que es tu verdadera fuente. Para asimilar lo que significa ser ilimitado, siéntate en silencio con los ojos cerrados y respira hondo varias veces. Cuando te sientas centrado y tranquilo, dirige tu atención al aire que entra y sale por la nariz. Visualiza cada respiración como una pequeña bocanada de aire. Ahora, con la siguiente exhalación, ve que la bocanada de aire se hace más grande, y con la siguiente inhalación, ve que el aire le llega desde un espacio más grande.

Continúa el proceso de expansión hasta que visualices que inhalas aire de toda la habitación y lo exhalas hacia toda la habitación. Si estás sentado junto a una ventana abierta, continúa expandiéndote, viendo el aire que te llega del vecindario, luego de la ciudad, del campo, sin parar hasta que visualices el planeta dándote aire con cada inhalación y recibiendo el aire de vuelta con cada exhalación. (Si tu habitación no tiene una ventana abierta o ninguna ventana, visualiza una ventana abierta).

Una variación de este ejercicio consiste en visualizar la expansión de la luz en lugar del aire. Dirige tu atención a tu corazón. Visualiza allí un punto de luz blanca. Con cada inhalación y exhalación, ve cómo el punto pulsa, expandiéndose gradualmente, del mismo modo que expandes el aire que entra y sale de ti. Observa cómo la luz pulsante llena tu cuerpo, luego se expande para llenar la habitación, el vecindario y la ciudad, hasta que puedas ver pulsaciones de luz que llegan a ti en todas direcciones sin límite. Estos dos ejercicios te ponen en contacto con el campo infinito que es tu esencia.

VIERNES

Última parada para el karma

Comienza repitiendo en silencio el tema de hoy:

Permito que la luz me encuentre.
Permito que la luz me encuentre.

Cada persona tiene un doble destino. Estamos destinados a estar inmersos en *maya*, el esquema de mentiras mágicas impulsado por el karma. Ese es nuestro primer destino. Pero también estamos destinados a vivir en la luz. Ambos destinos son necesarios. El karma mantiene el universo en marcha, como una máquina cósmica con un número infinito de piezas móviles, perfectamente engranadas entre sí. Cualquier cosa que requiera piezas móviles, conexiones y causa y efecto entra en el ámbito del karma. Las piezas móviles pueden ser las sustancias químicas que entran y salen de cada célula; las conexiones pueden ser los enlaces moleculares que mantienen intactas esas sustancias químicas. A un nivel más sutil, las partes móviles pueden ser tus pensamientos; las conexiones son la historia que tejes a partir de ellos.

Por costumbre, la mayoría de la gente divide su karma en placer y dolor: el buen karma hace que la vida sea agradable, mientras que el mal karma produce malestar y sufrimiento. Pero el verdadero problema es el propio karma. Si consiguieras una vida de placer perfecto sin una pizca de sufrimiento, seguirías atrapado en la red de mentiras mágicas.

El segundo destino resuelve este dilema. El karma ya no te toca cuando vives en la luz. Ningún otro ser vivo (que sepamos) puede salir conscientemente de la máquina kármica. Único en la Tierra, el *Homo sapiens* puede desafiar la programación biológica. Si todo el mundo conociera este hecho, el Yoga sería el camino elegido por toda la humanidad. Habría diferentes motivaciones para esta elección. A algunos les atraería la experiencia de la felicidad, a otros la libertad o el fin del dolor y el sufrimiento. Obviamente, estas son cosas muy deseables, así que ¿por qué el Yoga no es central en la vida de todo el mundo?

La respuesta más básica es que nadie nos dijo que teníamos un segundo destino: la telaraña de mentiras mágicas es la única realidad que experimentamos. La tela de una araña es muy fina; atrapa a su presa porque es pegajosa. La red de mentiras mágicas tiene su propia pegajosidad. Es convincente. Si estás convencido de que la realidad que te transmiten los cinco sentidos es verdadera, estarás atrapado de por vida. Sin embargo, de alguna manera, el Yoga surgió a lo largo de los siglos como prueba de que quedarse atascado no es inevitable.

El descubrimiento de que puedes escapar, ganar tu libertad y vivir en la luz es personal: se repite de manera individual. La religión puede envolver a masas humanas en una visión de lo divino, pero el Yoga no es así. Solo tú puedes entrar; solo tú puedes experimentar la luz; solo tú puedes hacer de la conciencia superior la meta de tu vida. Cuando lo haces, el karma llegó a su última parada. La maquinaria cósmica, incluida la maquinaria del cuerpo, seguirá funcionando. Nada puede detenerla, salvo la muerte del universo, e incluso ese acontecimiento podría dar comienzo a otro ciclo cósmico.

Sin embargo, lo que esté haciendo el karma no será de tu incumbencia. Tú lo ves desde un lugar que es atemporal, inmutable, no nacido, imperecedero y completo. Este lugar no puede ser alcanzado por medios kármicos. Es decir, no puedes ir a ninguna parte, hacer nada o idear un plan para llegar allí. Si el karma pudiera llevarte a la luz, ¿por qué no lo ha hecho? Porque ese no es su propósito. Llegas a la luz al darte cuenta de que existe. Fíjate que *darte cuenta* implica ver la *realidad*. Para darte cuenta de que puedes liberarte de tu karma, debes notar la realidad más allá de la red de mentiras mágicas.

Pratyahara es el giro final hacia el interior que lo revela todo. Por eso se considera un avance. Todas tus experiencias internas conducen aquí, como todos los caminos conducen a Roma y todas las brújulas muestran el norte verdadero. Cada atisbo de luz te indica la dirección correcta. Los seres humanos estamos diseñados para responder al amor, la compasión, la verdad, la belleza y las demás cualidades de la luz. La maquinaria kármica es poderosa, pero no puede hacer frente a la luz; instintivamente preferimos la dicha al placer. La experiencia del amor puede dar un vuelco a toda una vida.

El gran poeta bengalí Rabindranath Tagore lo expresó a la perfección: "El amor es la única realidad, y no es un mero sentimiento. Es la verdad última que yace en el corazón de la creación". Al final, la luz te elige a ti, y no al revés. Su atractivo te acerca cada vez más a tu fuente. Sin embargo, en *pratyahara*, hay vestigios de acciones que puedes llevar a cabo que responden a la luz.

CÓMO DEJAR QUE LA LUZ TE ELIJA

Observa cualquier atisbo de luz que experimentes.
Descansa en la experiencia, dejando que te absorba.
Valora estos destellos y siéntete agradecido.
Mantén la luz dedicándote a ser consciente.

Estos pasos no son una agenda o un programa. Son una actitud que adoptas una vez que te das cuenta de que tienes la oportunidad de escapar de tu karma y de toda la maquinaria kármica. En pocas palabras, una vez alcanzado el umbral, solo hace falta dar el paso más pequeño para cruzarlo.

Ejercicio

Vivir en la luz no supone ningún esfuerzo. Si tienes la actitud correcta, la luz te busca y se convierte en el lugar donde quieres estar. Sin embargo, es útil un poco de práctica para adoptar la actitud adecuada. Siéntate en silencio con los ojos cerrados, y deja que tu mente vaya a un momento en el que vislumbraste la luz. Puede ser un momento de amor, verdad, belleza, compasión o felicidad. No fuerces el recuerdo. Una vez que tengas la intención, el recuerdo vendrá a ti. Siéntate tranquilamente, respira hondo unas cuantas veces y deja que surja una imagen.

Una vez que esto suceda, el recuerdo será muy agradable, pero también tenderá a desvanecerse. Mientras esté contigo, descansa en el sentimiento que lo rodea. Tal vez imagines a tu hijo dando su primer paso o una hermosa puesta de sol o un acto de bondad que te llegó al corazón. Permanece en el sentimiento y expresa en silencio tu gratitud por ello. Dite a ti mismo: "Nada es más real que esto".

Deja que el calor del recuerdo te toque de la misma manera que te tocó la experiencia. Siéntate en silencio durante un momento o dos, respirando profundo antes de levantarte y reanudar tu día.

SEMANA 6

EL PODER DE LA ATENCIÓN
(Ramas del Yoga: *Dharana, Dhyana, Samadhi*)

ESTA PARTE DEL VIAJE

Una vez que vives completamente en la luz, el viaje para encontrar tu verdadero yo llega a su fin. Pero, desde otra perspectiva, la vida acaba de empezar. Toda la condición de separación terminó y se abren nuevos horizontes.

En la separación, cada día había que elegir entre una cosa o la otra. Las motivaciones gemelas del deseo y el miedo estaban siempre presentes; si tomabas una decisión equivocada, las cosas podían descontrolarse fácilmente. Como mínimo, la vida de todos se veía ensombrecida por la imprevisible llegada del dolor y el sufrimiento.

Las tres últimas ramas del Yoga están dedicadas a la vida ideal que se hace posible una vez que encontraste tu verdadero yo. Trataré las tres ramas, conocidas como *dharana, dhyana* y *samadhi*, como una sola, porque están íntimamente unidas. En conjunto, proporcionan un mapa de la vida en su totalidad. Cada rama ofrece un elemento necesario si quieres encontrar la unidad en lugar de la separación.

Dharana te permite prestar atención tan agudamente, que cualquier cosa puede ser conocida.

Dhyana te permite trascender todos los obstáculos para experimentar la conciencia superior.

Samadhi te permite alcanzar niveles de conciencia cada vez más profundos.

A primera vista, esta trinidad suena abstracta y de otro mundo. En la vida cotidiana no pensamos en esos términos, ya que estamos ocupados con una corriente constante de pensamientos, sentimientos, sensaciones y deseos. No es necesario comprender el funcionamiento de la conciencia pura. Pero la luz no es más que conciencia pura, y ser capaz de navegar por ella abre la posibilidad de milagros, como veremos en esta última semana.

LUNES

La Fuente

Empieza repitiendo en silencio el tema de hoy:

Mi vida surge de la conciencia pura.
Mi vida surge de la conciencia pura.

Todo debe tener una fuente y un punto de partida, ya sea el Big Bang que dio origen al universo o el próximo pensamiento que vas a tener. El Yoga nos lleva a la fuente de todas las cosas, incluidos tú y yo.

Pero ¿cuál es la fuente? No es una pregunta fácil de responder. Cuando tomas un avión a otra ciudad, te bajas de él una vez que llegas a tu destino. El Yoga Real también te lleva a un nuevo destino, pero no hay aeropuerto ni estación de tren. No hay destino. Lo que te recibe en el origen no es nada descriptible, y mucho menos tangible.

Sin embargo, de alguna manera, durante miles de años, la fuente fue el logro más valioso que alguien pudo alcanzar. Las tres últimas ramas del Yoga te dejan comprobarlo por ti mismo. *Dharana* te sitúa en la fuente y te posibilita permanecer allí sin esfuerzo. *Dhyana* te permite darte cuenta de dónde estás. *Samadhi* te concede internarte más y más en la fuente, revelando su infinito alcance. ¿Satisface esta descripción la mente de un buscador? La verdad es que no. Nuestras mentes ansían palabras, sensaciones y cosas que podamos captar. Pero la fuente existe más allá de los sentidos, más allá de la lógica. Parafraseando al *Tao Te Ching*, la fuente que se puede nombrar no es la fuente.

Dharana te muestra cómo descansar en la fuente sin dejar de llevar una vida normal. Ambas cosas son necesarias para vivir en un estado de conciencia superior. Si vives una vida normal sin conocer tu fuente, no podrás escapar del miedo, la duda y la inseguridad. Al mismo tiempo, si tienes contacto con la fuente, pero no vida, desperdiciarás el infinito potencial creativo que fluye de ella.

Dharana abre el camino para explorar la fuente. Los que dedican su vida a esto se conocen como "videntes". Dedican su tiempo a presenciar el juego infinito de la conciencia y, de ese modo, alcanzan la plenitud. El tiempo que dediques a presenciar depende de ti, pero algunas características de la fuente son un hecho para todos, como las siguientes:

LA NATURALEZA DE LA FUENTE

Existencia pura e ilimitada.

Conciencia pura, sin el contenido del pensamiento.

Ausencia total de miedo, incluido el miedo a la muerte.

Potencial creativo infinito.

Pura felicidad.

Verdad con "V" mayúscula.

Dinamismo infinito.

Una sensación de unidad omnipresente.

Al repasar esta lista, algunos podrían afirmar que la fuente debería llamarse Dios. Como mínimo, se podría sospechar que todo esto es un cuento chino. Es comprensible que a alguien le parezca increíble hablar de existencia pura, potencial creativo infinito y todo lo demás. Sin una conexión fija y rápida con la fuente, no se puede saber.

Las palabras clave anteriores son *fijo* y *rápido*, porque siempre estás conectado a la fuente. Si vuelves a leer la lista que describe la naturaleza de la fuente, cada elemento se relaciona con tu vida aquí y ahora. Tú existes, eres dinámico. Te sientes inspirado por la creatividad, valoras la verdad. La forma más sencilla de explicar la fuente es llamarla así: la concentración comprimida de los valores por los que ya vivimos. En la separación, experimentamos fragmentos de amor, compasión, verdad, belleza y creatividad que resultan fugaces y temporales. Pero esos fragmentos insinúan una verdad importante, quizá la más importante: la fuente nos conoce y quiere que la conozcamos.

Ejercicio

Puedes sentir que estás en la fuente con un sencillo ejercicio. Siéntate en silencio con los ojos cerrados. Una vez que te sientas relajado, intenta no existir. Interpreta este reto como quieras. Puedes imaginar que no existías antes de nacer o que no vuelves a existir después de morir. Puedes visualizarte vaporizado o disolviéndote en la nada. No se trata de un ejercicio macabro. Sin embargo, demuestra que, sin importar la táctica que elijas o la intensidad con la que persigas tu no existencia imaginaria, no puedes dejar de existir. "Ser o no ser" no es una opción.

Por terrible o gloriosa que parezca la vida, dos elementos la acompañan de la mano. Hay existencia, y también el flujo de inteligencia creativa que proporciona las experiencias. Una vez que estos elementos estén comprimidos y concentrados al máximo, estarás en la fuente.

MARTES

Ir más allá

Comienza repitiendo en silencio el tema de hoy:

Mi esencia es trascendente.
Mi esencia es trascendente.

Las tres últimas ramas del Yoga son como un tripié, sostenido por tres patas. La primera pata, *dharana*, te proporciona una vida plena mientras permaneces simultáneamente en la fuente. La segunda pata es *dhyana*, normalmente descrita como "meditación". Sin embargo, eso no es muy útil, ya que *meditación* es un término vago y amorfo que aplicamos en todo tipo de situaciones. En esencia, cuando alguien se detiene internamente en cualquier idea, sentimiento o experiencia, puede llamarlo meditación. Pero en el Yoga Real, *dhyana* es "trascendencia", ir más allá de los límites de la experiencia cotidiana.

En su forma más básica, la trascendencia es una experiencia muy común. Si eres una madre con un bebé molesto que no para de llorar, tú no te pondrías a llorar (a no ser, quizá, que estés completamente agotada). Trasciendes el mal humor del bebé para averiguar cuál es el verdadero problema: tal vez el niño necesite dormir, comer o que le cambien el pañal. Sin la capacidad de trascender la experiencia cotidiana, los seres humanos nunca habríamos evolucionado. Podemos apartarnos de nuestras propias acciones, analizarlas y avanzar hacia territorios nuevos e inexplorados. Por la vía de la indagación y el descubrimiento, la mente humana se trasciende a sí misma.

Sin embargo, la mente no puede atribuirse todo el mérito de trascender. La mente todo el tiempo está envuelta en pensamientos y sentimientos. Si el Yoga no hubiera señalado la posibilidad del *dhyana* —trascender a un nivel mucho más profundo—, la gente estaría confinada a la interminable actividad de la mente, como de hecho sucede con innumerables personas. Los videntes originales del Yoga, que no tienen nombre y se perdieron en la historia antigua, se dieron cuenta de que hay un elemento común a todos los pensamientos, que es la conciencia. Este elemento común puede verse cuando observamos que un reloj de oro, una cuchara de oro y una moneda de oro parecen totalmente diferentes, pero todos están hechos de lo mismo. El oro es la esencia de cada objeto. Tu esencia es la conciencia.

Existen señales para saber si realmente estás cultivando una relación con la conciencia. Sabrás que vas por buen camino cuando sucede lo siguiente:

Vas a tu interior en busca de respuestas.

Reflexionas sobre tus pensamientos.

Contemplas una nueva posibilidad.

Tienes una intuición.

Experimentas un momento "ajá".

Buscas la paz interior y la tranquilidad.

Vislumbras el asombro.

Sientes un repentino impulso de alegría.

Te llenas de amor.

Estas experiencias son momentáneas, indicios fugaces de que la trascendencia es tuya para dominarla. Por otro lado, hay señales que nos indican que nos estamos moviendo en círculos, lo que provoca mareos y confusión. Por desgracia, estos estados de inconciencia también son comunes, y los experimentas cuando pasa esto:

Te sientes estresado.

Estás distraído y disperso.

Te sientes deprimido.

Te pierdes en preocupaciones y ansiedad.

Anhelas escapismo.

Estás tenso y no puedes relajarte.

Lo que nos dicen estas dos listas es que nos pasamos la vida oscilando entre dos estados, entre la conciencia y su opuesto. Si te alejas demasiado de la conciencia, tu vida estará dominada por la rutina y la costumbre, lo mismo de siempre. Pero incluso si tienes la suerte de que esto no te haya ocurrido, es un auténtico descubrimiento darte cuenta de que experimentas la trascendencia en la vida cotidiana. El estado meditativo no está reservado a un momento especial del día, apartado para cerrar los ojos y realizar una práctica de meditación. La vida puede transcurrir en una forma de meditación total.

Ninguna práctica de meditación funcionaría si *dhyana* no fuera una tendencia natural de la mente humana. Amar, crear, ser amable, actuar desinteresadamente, experimentar asombro y sentirse inspirado son cosas totalmente humanas y naturales. Son posibles gracias al *dhyana*, el impulso de trascender. Una vez que esto se asimila, el Yoga Real está aquí para enseñar que ir más allá no tiene límites. Puedes trascender tan completamente que alcances tu fuente y te fundas con tu verdadero yo.

Ejercicio

Detrás de cada experiencia hay una conciencia, que puedes localizar en cualquier momento que desees. Para mostrarte cómo funciona esto, prueba lo siguiente: siéntate y mira a tu alrededor. Concéntrate en cualquier objeto: una lámpara, una silla, un pisapapeles, el cielo. Luego desvía tu atención, y permite que tu mirada se suavice mientras mueves tu atención al centro de tu pecho. Ahora ve hacia adelante y hacia atrás. Mira el objeto, luego vuelve a tu interior y desconéctalo. Repítelo durante uno o dos minutos.

El proceso es sencillo, y puede que tú tengas tu propia forma de dirigir tu atención hacia el interior. Sin importar cómo lo hagas, lo que llamamos "desconectar" desplaza tu atención y cambia tu enfoque, que es el elemento crítico de la meditación. Una vez que te familiarices con la forma de dirigir tu atención hacia el interior, sabrás cómo trascender. Esto es útil siempre que te encuentres en un estado de inconciencia, como cuando te sientes estresado, distraído, preocupado o disperso. Mira un objeto, enfoca suavemente los ojos y lleva tu atención al corazón. Al ir más allá, fortaleces el hábito de ser consciente hasta que se convierte en algo tan natural como ser inconsciente.

MIÉRCOLES

Estar aquí

Comienza repitiendo en silencio el tema de hoy:

Estoy anclado en el infinito potencial de la vida.
Estoy anclado en el infinito potencial de la vida.

La octava rama del Yoga, conocida como *samadhi*, consiste en estar presente, aquí y ahora, con la mayor conciencia posible. Puedes pensar en el *samadhi* como una inmersión profunda en un estado de conciencia silenciosa. Es una experiencia de quietud en medio del caos que te rodea.

Pero tú y yo anhelamos experiencias. Ansiamos un poco de caos, como todo el mundo. Entonces, ¿qué significa *samadhi* para nosotros? Imagina a Albert Einstein estirado en un sofá echándose una siesta. No está pensando en física; parece cualquier otra persona echándose una siesta. Pero incluso dormido tiene la conciencia de un genio, y el potencial de grandes pensamientos se activará de nuevo cuando despierte. En otras palabras, si eliminamos cualquier pensamiento, lo que queda es mucho más valioso: el potencial de una conciencia profunda.

Cuando oyes una voz en tu cabeza, su volumen o suavidad no indica lo profunda o expandida que es tu conciencia. Si eres nuevo tocando un instrumento musical y piensas: "Tocaré el piano", el resultado va a ser muy diferente que si un virtuoso famoso piensa: "Tocaré el piano". La diferencia viene determinada por el *samadhi*, lo que significa que se necesita práctica para alcanzar ese nivel. Algunos peces permanecen cerca de la superficie del océano; otros viven en sus profundidades más oscuras. Del mismo modo, tus pensamientos flotan desde el nivel de conciencia que alcanzaste y, a menudo, esto es el resultado de cuánto practicas entrar y salir de estos estados trascendentes.

Los beneficios del *samadhi* solo se revelan a través de la experiencia personal. A medida que tu *samadhi* se profundiza a través de la meditación, aparecen los siguientes cambios:

LOS DONES DEL *SAMADHI*

Eres capaz de detectar una dicha subyacente en todo.

Aprecias tu vida más plenamente.

Obtienes satisfacción simplemente por estar aquí.

Te instalas en la conciencia silenciosa con facilidad.

El mundo exterior ya no domina tu vida.

Los cambios de humor disminuyen drásticamente, con menos altibajos.

Te sientes seguro de quién eres.

Aunque el Yoga Real nos concede dones inestimables, no son del todo bienvenidos por la personalidad del ego, que prospera en el drama emocional, un flujo constante de deseos, una búsqueda inquieta de distracción y la evitación del dolor y el miedo. Se te puede convencer fácilmente de que todo esto es preferible a la aburrida monotonía de la conciencia silenciosa. Pero esa es una conclusión falsa. Cuanto más profundo sea tu *samadhi*, más satisfactoria será tu existencia. No tienes que cambiar ningún aspecto de tu vida exterior. Cada experiencia, grande o pequeña, permite que brille la luz de la conciencia.

Ejercicio

No importa lo que estés haciendo o pensando, estás flotando en algún nivel de *samadhi*. Esto no es algo de lo que la gente sea normalmente consciente, pero puedes experimentar tu nivel de conciencia con el siguiente ejercicio. Haz una lista de tres cosas que te gusten, tres que te gusten mucho y tres que ames profundamente. Tal vez una comedia de televisión o una galleta de mantequilla de cacahuate sea algo que te gusta, mientras que ir a la playa o jugar al ajedrez es algo que te gusta mucho, y tu hijo o la música de Bach es algo que amas profundamente.

Escribas lo que escribas, fuiste a un nivel de conciencia diferente para hacer tus elecciones. Puedes comprobarlo tomando cada elemento de tu lista, cerrando los ojos y experimentándolo en tu interior como una imagen o un sentimiento. La intensidad de algo que te gusta de forma casual será superficial comparada con la de algo que amas a profundidad.

Por lo tanto, simplemente por estar aquí, que es común a todos, estás expresando las infinitas posibilidades de la conciencia humana. Esto es lo que el *samadhi* está aquí para mostrarte.

JUEVES

Tres en uno

Comienza repitiendo en silencio el tema de hoy:

Yo soy el creador de mi realidad personal.
Yo soy el creador de mi realidad personal.

Cada rama del Yoga te da más control sobre algún aspecto de tu vida, empezando por las interacciones sociales, las emociones, los condicionamientos arraigados, los pensamientos y, por último, tu nivel de conciencia. Pero al igual que un libro de anatomía no se parece en nada a un cuerpo vivo, no diseccionamos nuestras vidas y colocamos cada aspecto en su propio casillero. El Yoga Real te enseña a practicar el control sobre esto y aquello, pero toda la empresa sería inútil a menos que se uniera en un dominio completo, del mismo modo que un estudiante de música practica ejercicios hasta que llega el día en que es un artista completo, un maestro de su instrumento.

Las tres últimas ramas del Yoga unen todo, llevándote a la maestría completa. El término para la maestría completa es *samyama*, que significa "atar" o "unir" en sánscrito. *Samyama* es necesario porque une las tres últimas ramas del Yoga en un proceso. Como vimos, el proceso puede dividirse en tres partes —*dharana, dhyana* y *samadhi*—, pero están unidas y son inseparables, por lo que se dice que son tres en uno. (Sin quererlo, los Tres Mosqueteros dieron en el clavo con su grito de "Uno para todos y todos para uno").

Además, la experiencia común nos dice que tiene que haber tres elementos en toda experiencia: un conocedor, el objeto conocido y el proceso de conocer. Ahora mismo, tú, el conocedor, estás leyendo estas palabras, que son el objeto de conocimiento, mientras que el acto de leer es el proceso de conocer. Puedes eliminar la palabra *lectura* y sustituirla por *ver y oír*. Los cinco sentidos contienen los mismos tres elementos. Oler la fragancia de una rosa requiere que el perceptor se incline sobre ella, la fragancia que llega a su nariz y el proceso de inhalar y absorber la deliciosa fragancia.

¿Por qué significan tanto estos tres elementos si están presentes todo el tiempo? Aquí reside el secreto más profundo del Yoga Real. Si el conocedor, lo conocido y el proceso de conocer están separados, toda tu vida transcurrirá en la separación, pero si están unidos como tres en uno, entonces alcanzaste la unidad. Alcanzaste el útero de la creación, y desde aquí puedes crear tu propia realidad de la manera que elijas. Esa es una posibilidad impresionante, que es la razón principal por la que se necesitan las ocho ramas del Yoga para llegar allí. Convertirte en el creador de tu realidad personal es un alcance demasiado lejano a menos que lo abordes paso a paso.

En nuestro viaje nos encontramos con los innumerables inconvenientes y problemas que surgen al vivir separados. Permíteme que te los recuerde brevemente.

En la separación, los *vrittis*, u obstáculos mentales, bloquean la luz.
Los acontecimientos exteriores ensombrecen tu vida.
Los estados de ánimo y las emociones jalan de uno u otro lado.
La constante actividad inquieta de la mente es ineludible.
Maya levanta una pantalla de ilusión.

El flujo de opciones nunca termina.

El karma, el residuo del pasado, limita lo que puedes hacer en el presente.

En una vida ideal, ninguno de estos inconvenientes y limitaciones existe. Desaparecen porque lo que los creó en primer lugar —el estado de separación— desapareció. En el Yoga Real hay una curación para todos. Consiste en alcanzar la conciencia de unidad, que es otra forma de expresar el estado de tres-en-uno. Debo subrayar que la conciencia de unidad no es algo exótico, místico o fuera de nuestro alcance. Cada vez que se tiene una experiencia, los tres elementos de conocedor, conocido y proceso de conocer se unen de forma automática. La diferencia con *samyama* es que eres consciente de lo que sucede y puedes controlarlo.

Dicho de otro modo, la existencia puede ocuparse de sí misma. Si piensas, sientes y actúas desde un nivel de conciencia más profundo y expandido, todo lo que te gustaría controlar es capaz de ocuparse de sí mismo. Sin embargo, tú eres el cocreador de tu realidad, no su único creador. Ese papel corresponde a la inteligencia creativa que fluye en ti, a tu alrededor y a través de ti.

Ejercicio

A medida que emprendes las prácticas del Yoga Real, vas corrigiendo las dificultades que surgen de vivir en separación hasta que desaparecen por completo. La conciencia de unidad se construye a partir de pequeños pasos; amanece como un estado completamente único por sí mismo. Vislumbres de ella se dan en raras experiencias que llamamos "epifanías" y "revelaciones", que vienen por su propia voluntad y son totalmente impredecibles. No tenemos control sobre ellas y ningún ejercicio puede duplicarlas.

Sin embargo, puedes promover tu evolución hacia la conciencia de unidad dedicando tiempo a leer sobre la epifanía de otra persona. El Nuevo Testamento, la poesía sufí de Rumi y los poemas extáticos de Rabindranath Tagore fueron mis primeras piedras de toque de la epifanía, y sigo recurriendo a ellos con regularidad. Proporcionan una inspiración especial al transmitir una muestra de cómo se siente la conciencia de unidad. La revelación vicaria tiene su propio sentimiento genuino de trascender el mundo cotidiano y entrar en la luz.

Hoy tómate un poco de tiempo para inspirarte volviendo a tus propias piedras de toque, las cosas que te ayudaron a darte cuenta de que la vida es algo más que una experiencia material. Tanto si la fuente son las escrituras, la poesía, la música o una película, la prueba consiste en que te permitas entrar, por ejemplo, en un concierto de Mozart o en una balada de Alicia Keys y experimentes la trascendencia. Déjate llevar y estate presente en las notas, en los ritmos, en las armonías. Permite que la epifanía de otra persona te alcance y te toque. Tales experiencias proporcionan un anticipo de lo que es la conciencia de unidad todo el tiempo.

VIERNES

El primer y último misterio

Comienza repitiendo en silencio el tema de hoy:

Encarno el campo de las posibilidades infinitas.
Encarno el campo de las posibilidades infinitas.

El Yoga Real comienza y termina con el mismo misterio. Se le puede llamar el misterio de la existencia, pero, para hacerlo más personal, es el misterio de "¿Quién soy yo?". Elegir tu identidad depende de ti. Cada acción que realizas está enraizada en quién crees que eres.

Si gastas dinero libremente, esto refleja la creencia de que eres rico (que puede o no ser cierta). Encadena las etiquetas que se aplican a ti y obtendrás una descripción abreviada de tu identidad. "Soy Deepak, médico nacido en India, casado con una esposa y con dos hijos" es una cadena de etiquetas que se aplican a mí, y puedo añadir tantas como quiera.

La gente se pasa la vida deseando etiquetas "buenas", como rico, poderoso, amado, atractivo y joven, mientras espera que no se le peguen etiquetas "malas", como pobre, débil, estúpido, deshonesto y antipático. Así funciona la vida en la separación. Pero las etiquetas y los rótulos no pueden describir lo que significa ser plenamente humano, y solo una respuesta plenamente humana a "¿Quién soy?" será en verdad satisfactoria.

El Yoga Real enseña que tú eres el verdadero yo —hasta aquí lo establecimos—, pero ¿cuáles son las acciones del verdadero yo? ¿Qué puede hacer que los otros yoes no pueden?

LO QUE TU VERDADERO YO PUEDE HACER

Puede satisfacer todos los deseos.
Puede desterrar todo dolor y sufrimiento.
Puede dar la experiencia de la eternidad.
Puede mostrarte la realidad del Ser sin límites.
Puede estar en cualquier lugar y en todas partes a la vez.
Puede abrir el camino a cualquier estado de conciencia superior.

Son afirmaciones absolutas. Hay un salto cuántico entre satisfacer un deseo y satisfacer todos los deseos, y lo mismo pasa cuando se cura una causa de dolor y sufrimiento y se cura todo el dolor y el sufrimiento. Porque es absoluto, el verdadero yo no se parece en nada a los otros yoes con los que te puedes identificar. En la separación, experimentas límites y fronteras; no se te dificulta saber qué es "yo" y qué es "yo no". Pero todos los opuestos desaparecen en la conciencia de unidad. Mirando a tu alrededor, ves la luz extendiéndose infinitamente en todas direcciones, *y tú eres la luz*.

No se trata de una afirmación mística. En física existe un punto, conocido como "singularidad", del que surge el universo. La singularidad es tan pequeña que no puede medirse, como el punto al final de una frase que se reduce al punto de fuga y, sin embargo, sigue aquí. El tiempo y el espacio surgen de la singularidad; por lo tanto, no está ni aquí ni allí. No se puede localizar ni ahora, ni antes, ni después. Trillones de galaxias están contenidas en ella, y sin embargo no hay "dentro" ni "fuera" cuando se trata de la propia singularidad.

La singularidad es literalmente alucinante. La mente humana no puede concebir que el universo esté contenido en un punto infinitesimal (aunque los poetas sí pueden imaginarlo, como en los famosos versos de William Blake: "Ver un mundo en un grano de arena / Y un cielo en una flor silvestre / Tener el infinito en la palma de la mano / Y la eternidad en una hora").

El Yoga tiene su propia palabra para una singularidad: *bindu*, que solo significa "punto". El *bindu* es un punto de conciencia que contiene todas las experiencias posibles al alcance de un ser humano. Como una singularidad, el *bindu* no puede medirse —es demasiado pequeño para tener una dimensión en el tiempo y el espacio— y, sin embargo, contiene una infinidad de posibilidades. La forma mejor, más sencilla y verdadera de saber quién eres está aquí. Eres un punto de conciencia desde el que todas las posibilidades fluyen hacia fuera.

Con esta comprensión llega la gran recompensa. El *bindu*, un mero punto de conciencia, es donde opera *samyama*. *Samyama*, como vimos, une al conocedor, lo conocido y el proceso de conocer. Si puedes controlar *samyama*, puedes tener cualquier experiencia que desees. Todas las historias sobre poderes sobrenaturales alcanzados por yoguis, *swamis* y santos son extensiones de *samyama*. Para Patanjali, caminar sobre un rayo de sol es tan natural como caminar por un prado. Esto no es algo que se te pida creer o no creer. Es algo que se te pide que explores.

Ahora ya sabes quién eres y el propósito de tu vida, tal y como lo revela el Yoga Real. Eres la fuente creativa de tu propia realidad, y tu propósito es explorar hasta dónde pueden llevarte tus poderes creativos. Una vez que llegas al meollo de la cuestión, la vida solo tiene dos fases. La primera fase transcurre en la separación, la segunda en la conciencia de unidad. Una fase es fragmentaria, la otra es completa. El secreto de la existencia, revelado por el Yoga, es que la totalidad está al mando, incluso cuando te sientes solo, débil, insignificante e indefenso. La conciencia está al mando. El Yoga Real te ayuda a vivir esta verdad.

Explora esto: tu verdadero yo es tan indestructible como la existencia misma. Tu poder creativo no se ve afectado por ningún acontecimiento del mundo exterior. Mientras deambulas por la vida, la verdad sobre quién eres parece cambiar conforme cambia el escenario. El nacimiento, la muerte y todo lo demás están controlados por *maya*, pero *maya* está contenida por el *bindu*, un punto único del que fluye toda la creación. La ilusión puede formar parte de la experiencia, pero la conciencia nos ayuda a ver la ilusión como lo que realmente es, un truco del ego.

Ejercicio

Aunque la conciencia de unidad pueda parecerte lejana, puedes identificar tu verdadera esencia ahora mismo. Siéntate en silencio y, cuando estés cómodo, mira a tu alrededor. Fíjate en lo que tienes delante, a la derecha y a la izquierda.

Ahora cierra los ojos y ve el color azul en tu mente. Abre los ojos y mira hacia adelante. Cierra los ojos, vuelve a ver el color azul, abre los ojos y mira hacia la derecha. Repite y mira a tu izquierda. ¿Se movió el color azul hacia la derecha, la izquierda o el centro? No, aunque el escenario cambiaba, el color azul permanecía quieto e inmóvil. Surge del *bindu*, el punto inmóvil que es tu esencia.

Puedes repetir este ejercicio con cualquier cualidad que elijas. Tararea una melodía para ti mismo. Mira de derecha e izquierda. ¿Se movió la melodía? Mira afuera de la ventana hasta donde te alcance la vista, incluso hasta las estrellas. ¿Se desplazó el punto de quietud fuera de ti? El *bindu* siempre está aquí y ahora. No tiene propiedades. No puedes asignarle ninguna cualidad, como caliente o frío, alto o bajo, joven o viejo. El *bindu* es tu porción de eternidad; es donde te sitúas en el infinito. Este es el primer y último misterio de la existencia. Toda la enseñanza del Yoga Real se reduce al "punto quieto del mundo que gira", como dijo el poeta T. S. Eliot. Ahora estás listo para lanzarte al descubrimiento de las infinitas posibilidades que siempre fue tu derecho de nacimiento.

PARTE II
Por Sarah Platt-Finger

LAS *ASANAS*

¿QUÉ ES EL YOGA?

Como Deepak aludió antes, la palabra *Yoga* viene de la raíz *yuj*, que significa "arnés", "yugo" o "unir". En pocas palabras, el Yoga fusiona las partes dispares del ser en un estado unificado de conciencia, lo que nos permite vivir plenamente en la luz. Hay muchos caminos para llegar a ese estado de plenitud, y la *asana* es una rama del árbol que conforma el camino yóguico. El Yoga se remonta a más de cinco mil años en la India. Las antiguas enseñanzas del yoga tienen su origen en los Vedas, una antigua escritura hindú que difunde las ideas de los *rishis*, o videntes, de la India. Estos aspirantes espiritualmente despiertos interpretaban la sabiduría del universo a través de la Naturaleza y sus elementos. Según los *rishis*, el cuerpo humano es un vehículo que nos permite acceder a un campo mayor de inteligencia. El espíritu individual es el microcosmos de esa inteligencia, como una gota de agua lo es del océano. Cuando una gota de agua se funde de nuevo con el océano, pierde su forma, su figura y su identidad. Se convierte en el océano. Lo mismo sucede con la conciencia individual: cuando el alma, o *jiva atman*, se funde con el océano de la inteligencia, o Brahman, se produce el Yoga.

El *Bhagavad Gita*, la gran epopeya india del *Mahabhárata*, traduce *Yoga* como "habilidad en la acción". La organización de nuestro cuerpo como acción consciente es *asana*.

¿QUÉ ES *ASANA*?

La palabra *asana*, que significa "asiento de la conciencia", se introduce formalmente en los *Yoga Sutras de Patanjali*, que fue escrito y compilado alrededor del año 400-500 de nuestra era. La palabra *asana* solo se menciona tres veces en los *Yoga Sutras*: una vez como parte de las ocho ramas del *ashtanga yoga* (sutra 2.29) y dos veces como referencia a *sthiram sukham asana*: *asana* como asiento estable y cómodo (sutra 2.46, 2.47). Aproximadamente un milenio después, Svatmarama compiló el *Hatha Yoga Pradipika*. En este texto clásico, se hace referencia a 84 *asanas*, la mayoría de ellas sentadas, como posturas para la purificación, la salud óptima y la vitalidad.

En Occidente, adaptamos *asana* para reflejar todo el espectro del Yoga, cuando, en realidad, es solo un aspecto del mismo. Las otras siete ramas —*yama, niyama, pranayama, pratyahara, dharana, dhyana* y *samadhi*— también son vías integrales para la experiencia del Yoga. En esta sección, estamos poniendo una lente en la rama de *asana* como una puerta de entrada a la luz de la conciencia pura.

El cuerpo es mucho más que una forma; es un proceso. Las *asanas* son formas que hacemos con nuestro cuerpo físico para acceder a este proceso, para acceder a este estado de conciencia. Pero ¿por qué las distintas formas nos afectan de manera diferente? Para algunos, una forma puede resultar gloriosa, mientras que para otros puede ser una tortura. La respuesta está en el reino oculto.

LAS *SHARIRAS*

Según las antiguas enseñanzas del Yoga, la existencia humana se experimenta a través de tres cuerpos de energía, conocidos como las *shariras*.

- El *sthula sharira* es el cuerpo físico, formado por los músculos, los huesos, las articulaciones y los fluidos corporales. Es el cuerpo energético más denso y se experimenta a través de los sentidos.
- El *sukshma sharira* es el cuerpo sutil, que incluye los 72 000 canales de energía que cartografían nuestro cuerpo, conocidos como *nadis*, así como el sistema de chakras, los nervios, el *prana*, los pensamientos y los sentimientos. El *sukshma sharira* se puede sentir, pero no medir.
- El *karana sharira* es el cuerpo causal. Consiste en nuestro karma, o la fuerza que nos trajo a la manifestación, y nuestro espíritu, el *jiva atman*. El *karana sharira* existe en pura potencialidad y solo se puede acceder a él cuando trascendemos la mente.

Es importante recordar que, aunque separemos los *shariras* en tres cuerpos diferentes, están integralmente conectados entre sí. Podemos acceder al cuerpo causal desde el físico, y también podemos acceder al físico desde el causal. Cuando practicamos *asanas* de yoga, nos movemos a través de estas diferentes densidades de energía y podemos acceder a las fuerzas energéticas sutiles que nos gobiernan.

LOS CHAKRAS

La palabra *chakra* en sánscrito significa "rueda" o "círculo". Al igual que la rotación de la Tierra crea campos electromagnéticos de energía, también lo hacen estos vórtices de energía que recorren la columna vertebral dentro de nuestro cuerpo. Los chakras se encuentran en nuestro cuerpo sutil, pero gobiernan nuestro cuerpo físico y están regidos por nuestro cuerpo causal. Hay siete chakras principales, y los cinco primeros son esencialmente las sedes de los elementos que existen en nuestro interior, conocidos como los *maha bhutas*. Son la tierra, el agua, el fuego, el aire y el espacio.

Además de su cualidad elemental, cada chakra tiene un sonido, una forma, un color, una energía y una ubicación física en el cuerpo. También tienen una puerta delantera y otra trasera, representadas por la parte delantera y trasera del cuerpo, que exploraremos más adelante en este libro. Para nuestros propósitos actuales, lo que más nos interesa es la ubicación física y las cualidades energéticas asociadas a cada chakra:

Chakra	Elemento	Ubicación	Partes del cuerpo asociadas al chakra	Cualidades energéticas
Muladhara (Centro de la raíz)	Tierra	Base de la columna vertebral	Pies, piernas, suelo pélvico, intestino	Enraizado, estable, conectado a las necesidades de supervivencia, límites sanos
Svadishthana (Morada del yo)	Agua	Delante del sacro, debajo del ombligo	Pelvis, vejiga, órganos reproductores	Creativa, espontánea, flexible, conectada con la sensualidad y la sexualidad

Chakra	Elemento	Ubicación	Partes del cuerpo asociadas al chakra	Cualidades energéticas
Manipura (Ciudad de las gemas)	Fuego	Centro del ombligo	Vértebras lumbares, abdomen, órganos digestivos	Empoderado, valiente, orientado al proceso, autónomo, sano sentido de sí mismo
Anahata (Liberación)	Aire	Centro del pecho	Vértebras torácicas, caja torácica, diafragma, corazón, pulmones, hombros, brazos, manos	Equilibrio, armonía, conexión, empatía, intimidad, amor incondicional
Vishuddha (Centro de depuración)	Espacio	Garganta	Vértebras cervicales, hombros, brazos, manos, garganta, mandíbula, lengua, orejas	Comunicación clara con el universo y los demás, capacidad de estar en silencio, resonancia
Ajna (Centro de mando)	Luz	En el entrecejo y ligeramente por encima	Ojos, frente, cerebro	Imaginación, visión clara, innovación, intuición, perspicacia
Sahasrara (Chakra corona)	Ninguno	Fontanela superior	Fontanela superior, corona posterior (bindu)	Fe, confianza, entrega, trascendencia, liberación, encarnación

LAS GUNAS

Las gunas son las cualidades de la Naturaleza que existen en toda la materia. La cualidad de una roca, que es pesada, sólida e inmóvil, es muy diferente de la cualidad de un río, que es activo, fluido y cambia constantemente. Podemos ver estas cualidades diferentes en el mundo natural que nos rodea y experimentarlas en nuestro interior. Las tres *gunas* son las siguientes: *rajas*, volición o deseo; *tamas*, inercia, y *satva*, homeostasis.

Las *gunas* se manifiestan en el cuerpo sutil a través de los chakras. Cada chakra puede tener una carga positiva, que activa y aviva sus cualidades (*rajas*), o una carga negativa, que apacigua y reduce esas cualidades (*tamas*). Cuando estamos en equilibrio en un chakra concreto, este se encuentra en un estado de armonía, o *satva guna*.

También experimentamos las *gunas* en el cuerpo físico, a través de la respiración y nuestra postura.

Veamos las *gunas* y cómo se manifiestan en el cuerpo físico:

- *Rajas* se manifiesta en la parte delantera del cuerpo. Implica la inhalación y es la fuerza que literalmente proyecta nuestro cuerpo hacia el futuro. Cuando estiramos la parte frontal del cuerpo, abrimos la puerta frontal de los chakras, lo que los carga positivamente y potencia sus cualidades energéticas. Al abrir la parte delantera del cuerpo, exteriorizamos nuestra energía. Esto estimula la sensación de extroversión y favorece la conexión con los demás.

- *Tamas* se manifiesta en la parte posterior del cuerpo. Es introducido por la exhalación y es la fuerza que nos conecta con el pasado. Cuando estiramos la parte posterior del cuerpo, abrimos la puerta trasera de los chakras, lo que carga negativamente las *gunas* y reduce sus cualidades energéticas. Al abrir la parte posterior del cuerpo, interiorizamos nuestra energía y creamos un espacio para la introspección y la introversión, potenciando la sensación de intimidad con nosotros mismos.

- *Satva* se manifiesta a lo largo de la línea central de la columna vertebral, conocida como *brahma nadi*. *Brahma nadi* es la veta energética de la inteligencia que conecta nuestra conciencia inferior con nuestra conciencia superior. Puede guiarnos hacia la manifestación o hacia la liberación, dependiendo de la dirección en la que movamos nuestra energía a lo largo de él. *Satva guna* se revela cuando equilibramos la inhalación y la exhalación. Está presente en las pausas entre nuestros pensamientos y nuestra conexión con el momento presente. Cuando equilibramos la parte delantera y trasera del cuerpo y alcanzamos nuestra alineación personal, también armonizamos las cualidades de los chakras. Esto nos permite descansar en nuestra conciencia sin apegos, juicios ni proyecciones hacia el futuro.

LA RESPIRACIÓN

La respiración es nuestra fuente de vida. Nos mantiene a nosotros y a todas las funciones de nuestro cuerpo sin que ni siquiera lo intentemos. También es el puente que conecta la mente y el cuerpo. Si queremos saber cómo nos sentimos en el momento presente, debemos escuchar nuestra respiración. Cuando inhalamos más de lo que exhalamos, suele indicar nerviosismo o ansiedad. Cuando exhalamos más tiempo del que inhalamos, significa que nos sentimos desmotivados o aletargados. Cuando nuestra respiración es ruidosa y esforzada, significa que estamos en un estado de ira o tensión. Cuando la respiración es tranquila, significa que estamos relajados y en paz. Nuestra respiración refleja directamente cómo nos sentimos, pero también podemos cambiar cómo nos sentimos modificando nuestra respiración.

La respiración también es portadora del *prana*, la energía vital que nos vivifica y anima. El *prana* es la electricidad que cabalga sobre el oxígeno. Alimenta todas las funciones de nuestro cuerpo y trabaja directo con la mente. El *prana* es una corriente eléctrica que viaja por los canales sutiles de energía del cuerpo, conocidos como *nadis*. Decimos que donde va tu conciencia es donde fluye el *prana*. Cuando el *prana* fluye libremente a través de los *nadis*, experimentamos *sukha*, o tranquilidad. Cuando hay una obstrucción al flujo del *prana*, experimentamos *dukha*, o sufrimiento.

¿Qué es una respiración completa?

Muchos de nosotros tenemos desequilibrios en la respiración porque no sabemos respirar. Como Deepak mencionó antes, los yoguis miden la vida no por el número de años que vivimos, sino por el número de respiraciones que hacemos. Creen que si alargamos la respiración, también alargamos nuestra vida y su calidad.

A nivel anatómico, esto es lo que sucede en una respiración completa:

- Al inhalar, el cerebro hace que se contraigan los músculos del diafragma. Esto aplana el diafragma mientras los músculos intercostales entre las costillas levantan la caja torácica hacia fuera y hacia arriba. Los músculos de la columna vertebral se contraen para levantar el esternón. Los músculos abdominales superiores se relajan, permitiendo que los órganos abdominales presionen hacia abajo en la cavidad abdominal. Todo esto crea un vacío en el pecho, que hace que el aire aspire hacia los pulmones. Para una respiración completa, los músculos pectorales levantan la tercera, cuarta y quinta costillas, y los escalenos levantan las dos primeras costillas a ambos lados del cuello. Estos músculos respiratorios accesorios están ahí para que tomemos más aire cuando lo necesitemos.

- En la exhalación, se da el proceso inverso. Los músculos del cuello, pectorales, intercostales, espinales y del diafragma se relajan. Esto permite que el aire salga de la cavidad torácica. Los músculos abdominales inferiores se retraen hacia el centro del cuerpo para la expulsión final del aire.

Al practicar *asanas*, queremos asegurarnos de que la arquitectura de la postura facilite la anatomía de la respiración. Algunas posturas comprimen el diafragma, la caja torácica, el vientre o el pecho. En cada postura, queremos ajustar nuestro cuerpo para acomodar una respiración completa. Esto garantiza la circulación del *prana* por todo el cuerpo.

Respiración *Ujjayi*

Es óptimo inhalar y exhalar por las fosas nasales para mantener la respiración larga, lenta y controlada cuando se practican *asanas*. *Ujjayi*, o respiración "victoriosa", es una técnica que consiste en estrechar las cuerdas vocales en la parte posterior de la garganta. Este proceso desacelera el paso del aire en la faringe, lo que alarga y prolonga la respiración. También crea un efecto de calentamiento en la respiración, que ayuda a generar calor mental y concentración. *Ujjayi* emite un sonido similar a un susurro que estimula el nervio vago (el nervio craneal más largo y complejo, parte central del sistema nervioso parasimpático). *Ujjayi* proporciona a nuestra mente algo audible a lo que anclarnos en cada postura.

Cómo practicar la respiración *Ujjayi*:

- Inhala por las fosas nasales.
- Al exhalar, abre la boca y exhala como si estuvieras empañando un espejo. Escucha el sonido oceánico de la respiración y ve hasta el fondo de la exhalación.
- Ahora inhala y activa los mismos músculos de la parte posterior de la garganta que en la exhalación, manteniendo la boca abierta.
- Exhala de nuevo como si estuvieras empañando un espejo. Cierra la boca hasta la mitad y exhala por las fosas nasales, escuchando ese sonido susurrante de la respiración. Debería ser audible solo para ti.
- Mantén la boca cerrada mientras inhalas por las fosas nasales.
- Continúa inhalando y exhalando lentamente, activando la respiración *ujjayi*.

Los *vayus*

Los *vayus* son vientos o direcciones de energía que rigen el funcionamiento saludable de nuestro cuerpo. Cada *asana* tiene un *vayu* o *vayus* particulares que son dominantes cuando los experimentamos. Cada *vayu* tiene un elemento asociado, un patrón de movimiento y una función específica que desempeña. Por ejemplo, cuando practicamos una *asana* que activa el núcleo, suscitamos las cualidades de la digestión o la conversión, que es *samana vayu*. Cuando abrimos el pecho, fomentamos la absorción de oxígeno en el cuerpo, que es *prana vayu*. Los cinco *vayus* y sus cualidades son estos:

Vayu	Elemento	Función	Zona del cuerpo
Apana	Tierra	Eliminación; flujo descendente	Pies, piernas, pelvis

Vyana	Agua	Circulación, distribución	Todo el cuerpo
Samana	Fuego	Conversión, metabolismo	Ombligo
Prana	Aire	Absorción, inhalación	Pecho y cabeza
Udana	Espacio	Proyección, flujo ascendente	Garganta

Los *bandhas*

La palabra sánscrita *bandha* significa "bloquear". Cuando realizamos *bandhas*, estamos recanalizando nuestra energía, de la misma forma en que una presa redirige el caudal de un río. Solemos practicar los *bandhas* en retenciones de la respiración, en especial durante el *pranayama*. Sin embargo, los *bandhas* también pueden utilizarse en las *asanas*. Nos ayudan a crear un estado dinámico de gracia que puede potenciarnos en nuestra vida cotidiana.

He aquí los cuatro *bandhas* y sus funciones:

- *Mula bandha* es la "cerradura raíz", situada en el suelo pélvico, entre el coxis y el hueso púbico. Cuando activamos *mula bandha*, levantamos los músculos del suelo pélvico, como un ascensor, hacia el ombligo. *Mula bandha* inhibe el flujo descendente de *apana* para que la energía ascendente —*udana*— pueda integrarse en el cuerpo. Esto nos ayuda a sentir nuestra propia presencia y poder en las posturas.
- *Uddiyana bandha* significa "volar hacia arriba". Es el acto de llevar los músculos abdominales inferiores hacia atrás y hacia arriba, hacia la columna vertebral, normalmente al final de la exhalación. *Uddiyana bandha* estimula el *samana vayu* y anima a la energía

a fluir hacia la coronilla, en especial durante las prácticas de respiración y meditación. La adopción de un ligero *uddiyana bandha* en la *asana* nos ayuda a comprometer nuestro núcleo, lo que nos permite contener nuestra energía, en lugar de dispersarla.

- *Jalandhara bandha* significa "bloqueo de la red" y está situado en el cuello y la garganta. Cuando realizamos *jalandhara bandha*, bajamos suavemente la barbilla hacia el pecho. Esto puede hacerse en la retención de la inhalación o la exhalación durante las prácticas de *pranayama* y meditación. *Jalandhara bandha* permite que la energía ascendente, *udana*, se dirija de nuevo hacia abajo a lo largo del canal central de la columna vertebral. *Jalandhara* estimula los nervios parasimpáticos en el tronco cerebral, lo que cultiva una sensación de calma y tranquilidad cuando se practica con las *asanas*.

- *Treta bandha* significa "triple cerradura" e implica la participación simultánea de los tres *bandhas*. Cuando la energía descendente de *apana* se mueve hacia arriba en *mula bandha*, y la energía ascendente de *udana* se mueve hacia abajo en *jalandhara bandha*, crean fricción, o *samana*, en el centro de la columna vertebral, lo que ayuda a romper nuestros patrones mentales y falsas identidades. *Treta bandha* es útil cuando practicamos equilibrios de brazos, posturas de cuatro puntos e inversiones, ya que buscamos ser más compactos y ligeros. *Treta bandha* nos ayuda a desafiar la gravedad y las creencias limitadas que nos agobian.

MUDRA

Un *mudra* es un sello o un gesto que crea un circuito de energía en el cuerpo. Los *mudras* se realizan normalmente con las manos; sin embargo, también pueden hacerse con la cabeza, el perineo y a través de diferentes formas que creamos con todo el cuerpo. Estos gestos son herramientas poderosas para cambiar nuestra conciencia. Dos *mudras* que exploraremos en las *asanas* son el *ashvini mudra* y el *vajroli mudra*, ambos se realizan en el perineo.

- El *ashvini mudra* implica la activación de los músculos del esfínter anal, que utilizamos para inhibir las flatulencias. Cuando realizamos el *ashvini mudra* durante las flexiones hacia adelante, se crea una elevación natural en la parte delantera del cuerpo, lo que alarga la columna vertebral y nos lleva de *tamas* a *satva guna*.
- El *vajroli mudra* trabaja los músculos del esfínter uretral, que son los que utilizamos para contener el acto de orinar. Cuando realizamos el *vajroli mudra* durante las flexiones de la espalda, se eleva la parte posterior del cuerpo y nos lleva de *rajas* a *satva guna*.

KRIYA

Una *kriya* es un acto para purificar nuestra conciencia. Se utilizan muchos tipos de *kriya* en diversas metodologías con distintos propósitos. A través de la respiración, el sonido (mantra) y la visualización, podemos iluminar nuestra conciencia de forma que se altere nuestra experiencia en nuestro cuerpo y en la postura misma. Estas dos *kriyas* son especialmente eficaces para aumentar nuestra vitalidad en las *asanas*:

So Hum Kriya

A través de la respiración, utilizamos esta *kriya* para integrar la inteligencia universal ilimitada en el cuerpo físico, haciéndola manifiesta. Esta *kriya* nos permite recibir potencial puro con cada inhalación y encarnar ese potencial puro con cada exhalación. Es reponedora, rejuvenecedora e inspiradora.

CÓMO

Visualiza una línea de energía desde la base de la columna vertebral hasta la coronilla. Esto es *brahma nadi,* la superautopista cósmica que nos conecta con la inteligencia infinita.

Al inhalar, siente cómo se expanden las costillas, los pulmones y los costados del cuerpo. Percibe un campo electromagnético de energía que entra por la coronilla. A continuación, observa cómo la energía desciende por el canal central de la columna vertebral, hasta el espacio situado justo delante del sacro, conocido como *kunda.*

Al exhalar, siente cómo se retrae el bajo vientre. Imagina que distribuyes ese magnetismo desde delante del sacro hacia cada célula de tu cuerpo, y siente cómo tus articulaciones se vuelven espaciosas.

Mientras inhalas, escucha en silencio el sonido *so,* que es el sonido de la conciencia pura.

Cuando exhales, escucha en silencio el sonido *hum,* el sonido de la transformación.

Integra esta técnica *so hum* con cada respiración, reorientando tu conciencia hacia la sutil línea de energía en cada postura.

AROHAN AWAROHAN KRIYA

Arohan awarohan se traduce como "ascendente descendente" y corresponde a los dos conductos principales del cuerpo: el frente, que es *rajas*, y el anverso, que es *tamas*. También se conoce como la "respiración de la figura 8" por el recorrido que sigue en el cuerpo. Cuando practicamos el *arohan awarohan*, no solo estamos equilibrando las puertas delantera y trasera del cuerpo físico y, por lo tanto, los chakras, sino que también estamos aportando coherencia a la respiración y a nuestros campos energéticos. Es una acción poderosa que nos devuelve a *satva guna*, el estado del ser puro.

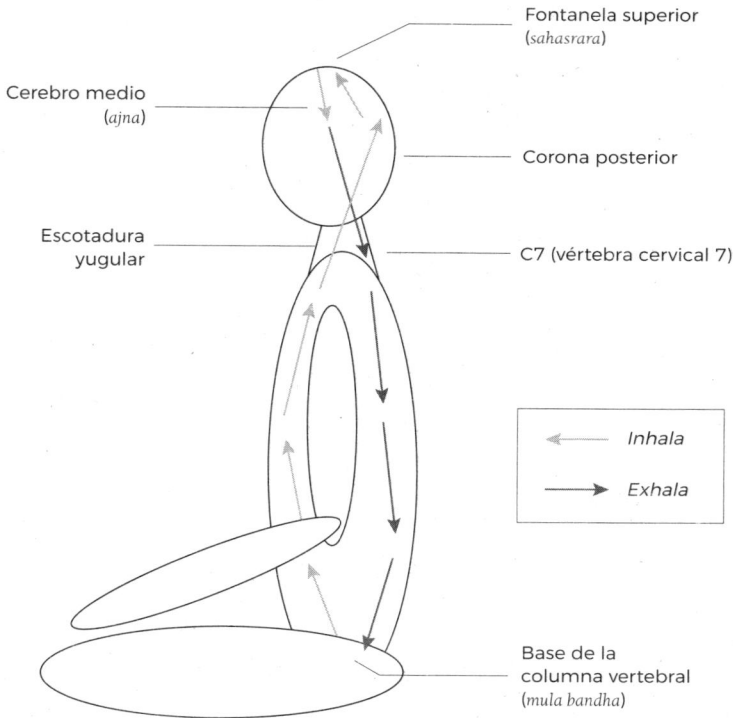

Fontanela superior (*sahasrara*)

Cerebro medio (*ajna*)

Corona posterior

Escotadura yugular

C7 (vértebra cervical 7)

Inhala

Exhala

Base de la columna vertebral (*mula bandha*)

diagrama por Alan Finger

CÓMO

En la inhalación, siente cómo una corriente eléctrica de energía se mueve desde la base de la columna vertebral (*mula bandha*) hacia arriba por la parte delantera del cuerpo, pasa por el espacio entre las clavículas y continúa cruzando por encima de la parte posterior de la cabeza, hasta la fontanela superior (*chakra sahasrara*) y desciende hasta el centro del cerebro (*chakra ajna*). De este modo se crea una vía en forma de "media figura 8" que asciende por la parte delantera del cuerpo.

En la exhalación, la conciencia se desplaza desde el centro del cerebro (*chakra ajna*) hasta la vértebra C7, que es el hueso de la nuca, por la parte posterior del cuerpo, pasando por el coxis y volviendo al suelo pélvico (*mula bandha*). Esto crea la segunda mitad de la vía en forma de 8 que desciende por la parte posterior del cuerpo.

Asegúrate de trazar estos movimientos de tu conciencia dentro del ritmo de tu respiración. Si te desconectas de tu respiración, te desconectas de tu conciencia y te sales de tus propios límites saludables. *Arohan awarohan* es una técnica profunda que nos mantiene en nuestra propia verdad, conectados con nuestro auténtico yo. Puedes integrar esta *kriya* en cualquiera de las posturas. Utiliza esta técnica de meditación sentada para volver al *brahma nadi* y al estado de conciencia pura.

LA PRÁCTICA

Aquí tienes una lista de 54 posturas, además de los Saludos al Sol, que te ayudarán a vivir en la luz y a construir los cimientos de una práctica de yoga completa, integrada y con cuerpo. Las posturas están divididas por categorías, pero solo necesitas elegir una o dos posturas de cada clase para crear una práctica empoderada e inspiradora. Estas posturas cubren todos los principales grupos musculares del cuerpo, pero lo más importante es que fortaleces tu músculo del autoestudio. Consulta a tu cuerpo todos los días y escucha los mensajes que te envía: ¿cómo se siente tu energía hoy?, ¿qué necesita tu cuerpo?, ¿qué te llevará a un estado de tranquilidad y ligereza? Aunque la constancia es necesaria para cosechar los beneficios de esta práctica, no siempre es un proceso lineal. Cada día es diferente, por lo que es esencial centrarte en tu espacio interno y no en los resultados. Como afirma Patanjali en el sutra 2.14: "La práctica se afianza cuando se practica bien durante mucho tiempo, sin descanso y con toda seriedad". Deja que la práctica sea el resultado. Una vez que comprendas el poder de cada *asana*, podrás empezar a utilizar estas posturas como herramientas para reinventar tu cuerpo, resucitar tu alma y vivir en la luz que es tu derecho de nacimiento.

POSTURAS SENCILLAS DE PIE

Las posturas que entran en esta categoría son estabilizado-
ras, neutralizadoras y muy eficaces para crear estabilidad
en las piernas, apertura en el corazón y ligereza en la mente.
Son beneficiosas para los principiantes, y terapéuticas para
cualquier persona con problemas de equilibrio o lesiones
que afecten a las rodillas, la zona lumbar, los hombros o el
cuello.

POSTURA DE LA MONTAÑA:
TADASANA

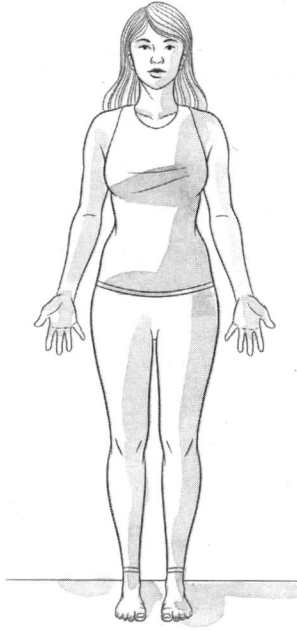

Descripción general. *Tadasana* es la base de todas las demás posturas. Como una montaña, esta postura es fuerte y estable. Esta postura nos ayuda a encarnar la estabilidad a través de los pies y las piernas. Al mismo tiempo, establecemos una conexión con la inteligencia infinita del universo a través del chakra de la coronilla. Cuando comprendemos nuestros hábitos físicos en *Tadasana*, podemos ver cómo se manifiestan en todas las demás posturas y en la vida en general. Estar en *Tadasana* es estar en nuestro poder, en nuestra presencia y en nuestro propio ser soberano.

Cómo hacerla. Ponte de pie, con los pies separados a la distancia interior de la cadera y los talones detrás de la parte más ancha de los pies. Ahora levanta los dedos de los pies del suelo, sepáralos y vuelve a bajarlos. Siente como si pudieras succionar la Tierra hacia arriba a través de las plantas de los pies, de modo que actives los cuádriceps y levantes ligeramente el suelo pélvico. Reafirma ligeramente los músculos abdominales inferiores para sostener la parte baja de la espalda y siente cómo se expanden las costillas laterales con la respiración. Ahora deja que las palmas de las manos miren hacia adelante y siente amplitud en las clavículas. Permite que la cabeza y el cuello floten libremente sobre la columna vertebral.

Beneficios. Físicamente, *Tadasana* fortalece los tobillos, las piernas, la parte inferior del abdomen, las nalgas y los músculos de la espalda. Tonifica el suelo pélvico y alinea la columna vertebral para lograr una postura correcta.

Desde el punto de vista energético, *Tadasana* ayuda a crear un equilibrio entre estabilidad y relajación. Nos lleva a *satva guna* u homeostasis. Cuando se realiza correctamente, *Tadasana* equilibra todos los chakras, pero es especialmente útil para equilibrar el primer chakra. Activa *mula bandha*. Aumenta *apana vayu*.

Aplicaciones terapéuticas. Alivia la ciática, ayuda con la ansiedad, corrige las malas posturas y mejora los pies planos.

Consejos útiles. Dependiendo de la anchura de tus caderas y de la estructura de tus rodillas, quizá necesites mover los pies un poco más anchos para asegurarte de que se alinean con el interior de tus caderas. También puedes adoptar una postura más amplia si te sientes desequilibrado o usar la pared o una silla como apoyo. Para fortalecer *mula bandha*, coloca un bloque o cojín entre los muslos (mientras estás de pie en la postura).

POSTURA DE SALUDO HACIA ARRIBA:
URDHVA HASTASANA

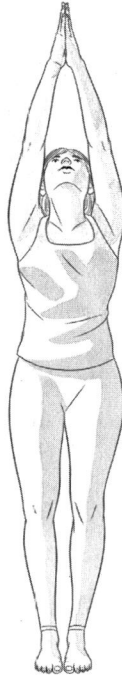

Descripción general. La postura de Saludo hacia arriba es la base de muchas otras posturas de apertura de pecho que practicamos en yoga. Llevando las palmas a tocarse, fusionamos las dualidades de derecha e izquierda. Mirando hacia el techo o el cielo, honramos la inteligencia infinita que nos rodea.

Cómo hacerla. Desde la postura de la Montaña, inhala y levanta los brazos por encima de la cabeza, alargándolos hacia los lados y la parte posterior del cuerpo. Extiende los codos y las puntas de los dedos al juntar las palmas.

Deja que tu mirada se eleve ligeramente hacia los pulgares, manteniendo la parte inferior del abdomen comprometida y la nuca larga.

Beneficios. Físicamente, la postura de Saludo hacia arriba fortalece las piernas, la parte inferior del abdomen y la parte superior de la espalda. Estira el vientre, la caja torácica, el pecho y los hombros.

Desde el punto de vista energético, la postura de Saludo hacia arriba nos ayuda a cambiar de perspectiva. Es energizante y nos despierta, y puede ayudar a elevar nuestro estado de ánimo.

Activa los chakras primero, cuarto y quinto. Activa *mula bandha* y ligeramente *uddiyana bandha*. Estimula *prana vayu*.

Aplicaciones terapéuticas. Ayuda contra la fatiga, el asma y la indigestión.

Consejos útiles. Si tienes los hombros tensos, junta las puntas de los dedos para que se toquen mientras miras hacia arriba. También puedes mantener los brazos separados a la distancia de los hombros o ligeramente más abiertos. Si tienes problemas de cuello, mantén la mirada al frente y la cabeza en posición neutra.

POSTURA DE LA SILLA:
UTKATASANA

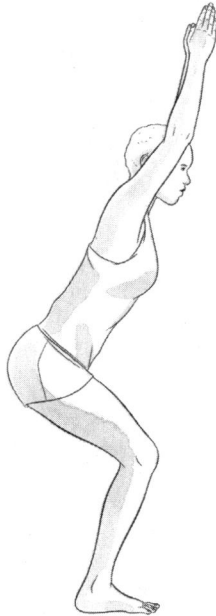

Descripción general. A menudo nos referimos a *Utkatasana* como "postura de la Silla" cuando, en realidad, la traducción real de la palabra del sánscrito es "postura Feroz". Esta postura nos enseña a soportar situaciones desafiantes con un sentido de paciencia, tolerancia y curiosidad, aprovechando la naturaleza verdaderamente poderosa de nuestro ser, necesaria para el crecimiento y la transformación.

Cómo hacerla. Desde *Tadasana*, lleva los bordes interiores de los pies hasta que se toquen. Inhala, estira los brazos a lo largo de las orejas, a la distancia de los hombros, y extiéndelos hasta la punta de los dedos. Al exhalar, dobla las rodillas y deja que los huesos de la cintura, o la zona inferior de la pelvis, se desplacen hacia la pared. Al mismo tiempo, separa los huesos de la cadera de los muslos y siente cómo se contraen los músculos abdominales inferiores. Mantén la cabeza y el cuello en posición neutra y relaja la mandíbula.

Beneficios. Físicamente, la postura de la Silla fortalece los tobillos, las piernas, los glúteos, la parte inferior del abdomen, la parte superior de la espalda y la parte superior de los brazos. Abre el pecho y los hombros. También estimula los órganos abdominales, el diafragma y el corazón.

Desde el punto de vista energético, la postura de la Silla crea una fuerte sensación de arraigo y estabilidad. Nos permite explorar nuestra tolerancia a la incomodidad y cómo respondemos ante situaciones difíciles. Activa el primer chakra.

Activa *mula bandha* y ligeramente *uddiyana bandha* para ayudar a levantar *udana*. Estimula el *samana vayu*.

Aplicaciones terapéuticas. Ayuda a reducir el pie plano; favorece la rehabilitación de lesiones de tobillo y rodilla.

Consejos útiles. Si tienes los hombros tensos, mantén los brazos paralelos al suelo, separados a la distancia de los hombros. Para ayudar a estabilizar las piernas, coloca un bloque entre las rodillas. Si tienes problemas de equilibrio, practica esta postura con el sacro pegado a la pared.

POSTURA DE MEDIA LUNA DE PIE:
PARSVA URDVA HASTASANA

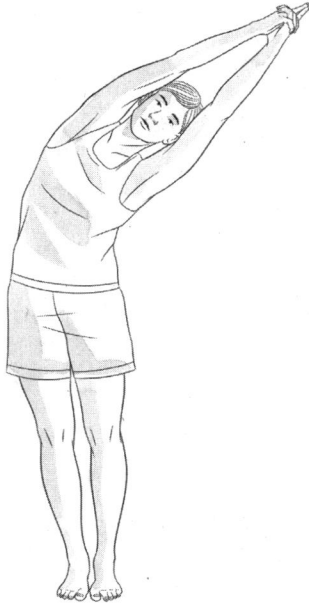

Descripción general. La postura de la Media Luna de Pie es una elegante encarnación de la palmera, que puede balancearse con el viento sin dejar de estar enraizada en la base. Esta postura nos enseña a ser flexibles y fluidos, pero firmes e inquebrantables; a doblarnos literalmente, pero sin rompernos.

Cómo hacerla. Desde la postura de la Montaña, estira los brazos por encima de la cabeza y junta las palmas hasta que se toquen. Entrelaza los tres últimos dedos y el pulgar, manteniendo los dedos índices apuntando hacia el techo. Al inhalar, alarga los costados del cuerpo y al exhalar dobla el torso hacia la derecha, presionando el pie izquierdo. Mantén los músculos abdominales contraídos para proteger la zona lumbar. Quédate aquí y respira, alargando los dos lados de la cintura por igual. En la siguiente inhalación, vuelve al centro, manteniendo los brazos por encima de la cabeza. En la siguiente exhalación, inclínate hacia la izquierda, presionando el pie derecho. Inhala y vuelve al centro. Al exhalar, baja los brazos a lo largo del cuerpo.

Beneficios. Físicamente, la postura de la Media Luna de Pie abre la parte exterior de las caderas. Estira la zona lumbar, la cintura y los músculos intercostales entre las costillas. También abre los hombros y tonifica los músculos abdominales oblicuos.

Energéticamente, la postura de la Media Luna de Pie abre los chakras primero y cuarto. Esta postura ayuda a estimular los canales de energía solar y lunar del cuerpo, conocidos como *pingala* e *ida nadis*, situados en los lados derecho e izquierdo del cuerpo.

Activa *mula bandha* y ligeramente *uddiyana bandha.* Estimula *prana vayu.*

Aplicaciones terapéuticas. La postura de la Media Luna de Pie ayuda con el asma y la congestión de las vías respiratorias altas. Alivia la ciática y la escoliosis y puede reducir los efectos de los pies planos.

Consejos útiles. Si tienes los hombros tensos, agárrate a la muñeca del lado opuesto al que te estás inclinando. También puedes mantener una mano abajo junto al cuerpo mientras el brazo opuesto se extiende hacia arriba y por encima de la cabeza, inclinándote lateralmente hacia el lado del brazo bajado.

APERTURA DE CADERA DE PIE

El mayor número de posturas que vemos en el yoga moderno entran dentro de esta categoría. Cuando se hacen correctamente, estas posturas pueden fortalecer y estirar al mismo tiempo la mayoría de los principales grupos musculares del cuerpo. Estas posturas son muy beneficiosas para fortalecer los músculos de los cuádriceps, lo que ayuda a prevenir dolencias como el dolor lumbar y las malas posturas. Las posturas de apertura de caderas de pie también nos enseñan las cualidades del equilibrio, la fuerza, el fortalecimiento y la perseverancia.

POSTURA DE LUNA CRECIENTE:
ANJANEYASANA

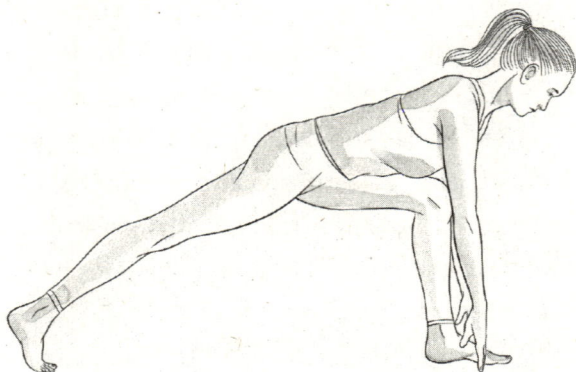

Descripción general. La postura de la Luna Creciente a veces se denomina "zancada del corredor" porque es la misma postura que verás adoptar a los corredores de pista justo antes de lanzarse a correr. En general, esta postura es una forma segura y eficaz de empezar a abrir el músculo iliopsoas, que es el que conecta la parte inferior del cuerpo con la parte superior. La función principal del músculo es permitirte doblar la cadera, y es una parte integral de nuestra capacidad para estar de pie, caminar y correr.

Cómo hacerla. Desde la postura de la Pinza, inhala y estira el pecho hacia adelante, extendiéndolo hacia la pared que tienes frente a ti. Al exhalar, mueve el pie izquierdo hacia atrás, hacia el borde posterior del tapete. Alinea la rodilla delantera directo sobre el tobillo y presiona el talón trasero hacia la pared de detrás. Mantén el muslo trasero recto y fuerte. Lleva la cadera derecha hacia atrás, para que quede al mismo nivel que la cadera izquierda, y estira uniformemente ambos lados del torso. Estira el torso hasta el centro del pecho y mantén la nuca alargada. Relaja la parte superior de los hombros y mira hacia un punto fijo frente a ti.

Beneficios. Físicamente, la postura de la Luna Creciente fortalece y estira los cuádriceps y los flexores de la cadera. Tonifica los músculos abdominales inferiores y los músculos a lo largo de la columna vertebral y abre ligeramente el pecho.

Desde el punto de vista energético, la Luna Creciente es a la vez estabilizadora y liberadora. Es una encarnación sencilla pero profunda de *sthira* y *sukha*, que en sánscrito significan "firmeza" y "facilidad". Abre los chakras primero y segundo.

Engancha ligeramente *treta bandha*. Estimula *samana vayu*. Realiza el *vajroli mudra* para crear longitud en la parte posterior del cuerpo.

Aplicaciones terapéuticas. Puede ser útil para aliviar el dolor de la ciática y la escoliosis, y puede ayudar en la rehabilitación de lesiones de tobillo y rodilla.

Consejos útiles. Baja la rodilla de atrás hacia abajo, ya sea sobre el tapete o sobre una manta para un estiramiento más profundo del psoas. Utiliza bloques debajo de cada mano para alargar la columna y abrir el pecho.

POSTURA DEL GUERRERO 1:
VIRABHADRASANA 1

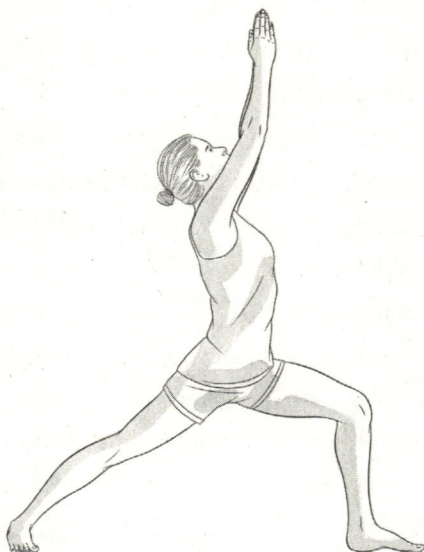

Descripción general. Como la primera de las tres posturas del Guerrero, la postura del Guerrero 1 invoca las cualidades que uno necesita para la batalla: perseverancia, fuerza y compromiso. En el caso de las *asanas*, el campo de batalla no está en un terreno, como tal, sino dentro de uno mismo. La fuerza que cultivamos a partir de las posturas del Guerrero nos ayuda a romper nuestros propios patrones limitantes para alcanzar un estado de libertad y trascendencia.

Cómo hacerla. Desde la postura de la Luna Creciente, coloca el talón izquierdo trasero en el suelo, ligeramente a la izquierda del centro. Continúa bajando el pie trasero mientras levantas el torso hasta una posición erguida, llevando la cadera izquierda y la caja torácica izquierda hacia la parte delantera del tapete. Lleva el ombligo hacia la columna y levanta los brazos por encima de la cabeza, desde las costillas inferiores hacia la punta de los dedos. Junta las palmas para tocarlas y mira hacia las manos, manteniendo la nuca larga.

Beneficios. Físicamente, esta postura fortalece los tobillos, las piernas, los brazos y la espalda, y estira los tendones de Aquiles, las pantorrillas y los flexores de la cadera. También abre el pecho y los pulmones.

Energéticamente, la postura del Guerrero 1 ayuda a mejorar el equilibrio, el enfoque y la concentración. Es enraizante y aumenta las cualidades del elemento tierra en nuestro interior. Actúa sobre el primer chakra.

Activa *mula bandha* y ligeramente *uddiyana bandha*. Estimula el *prana vayu*. Realiza el *vajroli mudra* para crear longitud en la parte posterior del cuerpo.

Aplicaciones terapéuticas. Esta postura es útil para aliviar la ciática y el dolor lumbar y puede ayudar a aliviar los síntomas del asma y la indigestión.

Consejos útiles. Para permitir una mayor movilidad de la pelvis, amplía la distancia entre los pies y acorta ligeramente la postura. Si tienes problemas de equilibrio, apoya el talón trasero en la pared. Si tienes los hombros tensos, separa las manos a la distancia de los hombros o un poco más.

POSTURA DEL GUERRERO 2:
VIRABHADRASANA 2

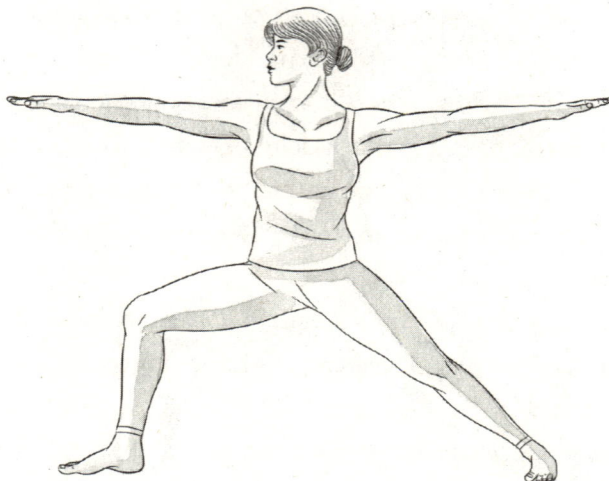

Descripción general. La postura del Guerrero 2 es una de las más accesibles de todas las posturas para abrir las caderas de pie, ya que no requiere demasiado rango en las caderas. Como una de las tres posturas del Guerrero, la postura del Guerrero 2 provoca una sensación de seguridad, fuerza, concentración y voluntad. Nos capacita para ocupar el espacio en el que nos encontramos de todo corazón.

Cómo hacerla. Desde *Tadasana*, separa los pies un poco más que la distancia entre las piernas. Gira el pie derecho hacia adelante, hacia la parte delantera del tapete; asegúrate de que el talón del pie derecho se alinea con el arco del pie de atrás. Ahora gira los dedos del pie trasero ligeramente hacia dentro para que los dedos se alineen con el borde de la esquina delantera izquierda del tapete. Estira los brazos en posición de "T", alineando las manos con los hombros. Inhala y mira hacia afuera por encima del dedo corazón derecho. Al exhalar, dobla la rodilla derecha y alinéala directo sobre el segundo y tercer dedo del pie. Mantén una sutil elevación del suelo pélvico. Relaja la parte superior de los hombros, suaviza los músculos faciales y deja que tu *drishti*, o mirada, descanse sobre el dedo corazón derecho. Inhala y exhala con fluidez.

Beneficios. Físicamente, la postura del Guerrero 2 fortalece los tobillos, las rodillas y los cuádriceps. También ayuda a tonificar el suelo pélvico y estira las ingles, el pecho, los pulmones y los hombros.

Desde el punto de vista energético, la postura del Guerrero 2 desarrolla la resistencia y la paciencia, aumenta el enfoque y la concentración y ayuda a mantener el equilibrio. Fortalece los chakras primero y segundo, ayudando a mejorar la estabilidad, la firmeza y la conexión con la Tierra. Al mismo tiempo, activa y abre nuestros centros de creatividad y sexualidad.

Activa *mula bandha* y ligeramente *uddiyana bandha*. Estimula *apana vayu*.

Aplicaciones terapéuticas. Esta postura puede ayudar a aliviar el dolor de espalda y mejorar los arcos de los pies. También es útil para tratar la infertilidad, la osteoporosis y la ciática.

Consejos útiles. Si tienes problemas de equilibrio, practica esta postura con la espalda apoyada en la pared. Si tienes las caderas tensas, gira los dedos de los pies hacia dentro o ajusta el espacio entre el pie delantero y el trasero para que los pies queden talón con talón en lugar de talón con arco.

POSTURA DEL GUERRERO INVERTIDO:
VIPARITA VIRABHADRASANA

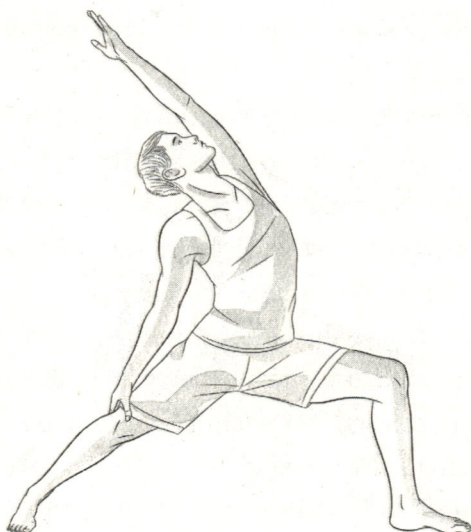

Descripción general. A menudo conocida como "guerrero pacífico", la postura del Guerrero Invertido aporta un lado más suave a la postura del Guerrero 2. Abre el corazón y eleva la mirada hacia el cielo, recordándonos que podemos ser fuertes y estar en paz al mismo tiempo.

Cómo hacerla. Desde la postura del Guerrero 2, gira la palma de la mano derecha hacia el techo. Al inhalar, levanta el torso y desliza el brazo de atrás hacia la pierna de atrás. Al mismo tiempo, mueve el brazo derecho hacia arriba junto a la oreja derecha. Contrae los músculos abdominales inferiores y alarga ambos lados de la cintura uniformemente. En la siguiente exhalación, vuelve a la postura del Guerrero 2.

Beneficios. Físicamente, la postura del Guerrero Invertido ayuda a tonificar la parte inferior del abdomen y los oblicuos laterales. Además de fortalecer los cuádriceps, esta postura estira los músculos de la columna lumbar. Estos músculos se conocen como "QL", o cuadrado lumbar. La postura del Guerrero Invertido es excelente para estirar los músculos intercostales, que ayudan a liberar la respiración. Abre los hombros y los músculos del pecho.

Desde el punto de vista energético, la postura del Guerrero Invertido es estimulante porque mueve la respiración hacia la parte superior del pecho. Favorece la inhalación y activa los chakras primero, segundo y cuarto, lo que induce sentimientos de amor, compasión y gratitud.

Activa *mula bandha*. Estimula *prana vayu*.

Aplicaciones terapéuticas. Esta postura puede ayudar a aliviar el dolor de espalda y mejorar los arcos de los pies. Ayuda con el asma y la congestión de las vías respiratorias altas.

Consejos útiles. Si tienes problemas de equilibrio, practica esta postura con la espalda apoyada en la pared. Para aliviar la tensión en los cuádriceps, estira la pierna delantera. También puedes practicar esta postura sentado en una silla.

POSTURA DEL ÁNGULO LATERAL EXTENDIDO:
PARSVAKONASANA

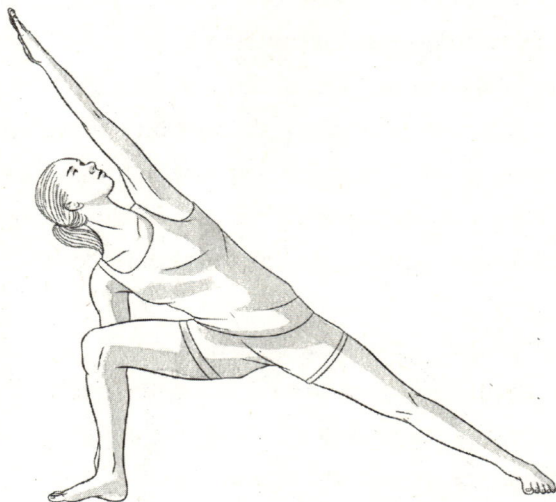

Descripción general. Esta postura de estiramiento y fortalecimiento de todo el cuerpo involucra a muchos de los principales grupos musculares, cultivando un sentido de estructura y expansión al mismo tiempo. Abre tanto la parte inferior del cuerpo, que representa nuestra conexión con la Tierra, como la parte superior, que representa nuestra conexión con la inteligencia pura.

Cómo hacerla. Desde la postura del Guerrero 2, inhala y estira el brazo derecho hacia la parte delantera del tapete, alargando el torso sobre el muslo delantero. Al exhalar, baja la mano derecha hacia el suelo o colócala sobre un bloque. Ahora gira la palma de la mano izquierda hacia la parte delantera del tapete y lleva el brazo superior junto a la oreja superior. Manteniendo la rodilla delantera directo sobre los dedos segundo y tercero del pie, empieza a girar las costillas superiores hacia la pared de atrás, trabajando para apilar la caja torácica. Respira de manera uniforme en las costillas delanteras y traseras. Desplaza la mirada hacia arriba, hacia el brazo superior. Mantén la misma alineación de pies que en *Virabhadrasana 2*.

Beneficios. Físicamente, esta postura fortalece los músculos de las piernas y los tobillos. Abre las ingles y estira la cintura, los brazos, el pecho, la zona lumbar, los músculos intercostales y los pulmones.

Desde el punto de vista energético, la postura del Ángulo Lateral Extendido aumenta la resistencia y la paciencia, incrementa el enfoque y la concentración y ayuda a mantener el equilibrio. Puede ayudar a elevar el estado de ánimo y combatir la depresión leve. Trabaja sobre el primer chakra para ayudar a mejorar la estabilidad, la firmeza y la conexión con la Tierra.

Activa *mula bandha* y ligeramente *uddiyana bandha*. Estimula *apana* y *udana vayu*.

Aplicaciones terapéuticas. Ayuda a aliviar el estreñimiento, la infertilidad, la ciática, la osteoporosis y el dolor lumbar.

Consejos útiles. Si tienes problemas de equilibrio, practica esta postura con la espalda apoyada en la pared. Para modificarla, apoya el antebrazo derecho en la parte delantera del muslo y levanta el otro brazo por encima de la cabeza. Mantén el brazo superior alineado con el hombro si tienes los hombros tensos, con las puntas de los dedos apuntando directamente hacia el techo. Si tienes molestias en el cuello, mantén la mirada hacia adelante, hacia la pared a la que está orientado el torso.

POSTURA DEL TRIÁNGULO EXTENDIDO:
TRIKONASANA

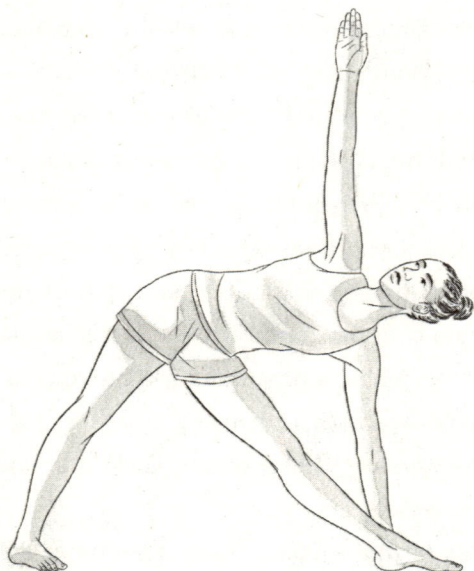

Descripción general. Se dice que el triángulo es la más estable de todas las formas geométricas. Nos despierta al poder fuerte y denso de la Tierra que podemos experimentar a través de las piernas. Al mismo tiempo, nos hacemos más conscientes del campo de potencial puro a través de la dirección del brazo superior.

Cómo hacerla. Desde *Tadasana*, da un paso o un salto con las piernas separadas, manteniendo los pies paralelos. Gira el pie derecho en un ángulo de 90 grados para que los cinco dedos apunten hacia la parte delantera del tapete. Gira los dedos de los pies hacia dentro en un ángulo de 45 grados, de modo que los dedos apunten hacia el borde delantero izquierdo del tapete. Inhala y levanta los brazos en posición de "T". Al exhalar, flexiona la cadera derecha y estira el brazo derecho hacia la parte delantera del tapete. Baja la mano derecha hacia la espinilla derecha o hacia un bloque situado fuera del pie derecho. Levanta el brazo izquierdo hacia el techo. Puedes mirar hacia el brazo superior o, si te molesta en el cuello, mira hacia adelante, hacia la pared que tienes en frente.

Beneficios. Físicamente, esta postura abre los isquiotibiales, las caderas, las ingles, el pecho, los hombros y la columna vertebral. Fortalece los tobillos, las pantorrillas, el abdomen, los oblicuos laterales y la parte superior de la espalda.

Energéticamente, *Trikonasana* es estimulante y aumenta la atención y la concentración. Activa los chakras primero, segundo y cuarto.

Engancha ligeramente *mula bandha* para ayudar a invertir *apana vayu*. Aplica un ligero *jalandhara bandha* para estimular el movimiento de la energía hacia la coronilla. Estimula *udana vayu*.

Aplicaciones terapéuticas. Ayuda a aliviar los pies planos, la infertilidad, el dolor de cuello, la osteoporosis y la ciática.

Consejos útiles. Si tienes problemas de equilibrio, practica esta postura con la espalda apoyada en la pared. Si tienes los isquiotibiales tensos, coloca la mano sobre un bloque o una silla por fuera del pie delantero. Si tienes sensibilidad en el cuello, fija la mirada hacia adelante o hacia abajo, hacia el pie delantero.

POSTURA DE LA MEDIA LUNA:
ARDHA CHANDRASANA

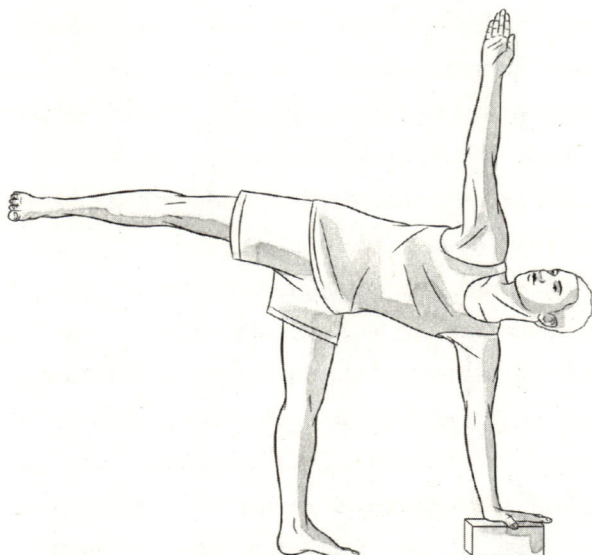

Descripción general. Al igual que la luna, esta postura nos enseña el significado de la transición. La forma en que entras en la postura determinará tu capacidad para mantenerla. Cuando nos distraemos o desconectamos de nuestras acciones, fácilmente salimos de nuestro centro. Pero cuando nuestras acciones son conscientes, podemos movernos a través del cambio sin perder la conexión con nuestro yo más íntimo.

Cómo hacerla. Desde la postura del Triángulo Extendido, coloca la mano izquierda sobre la cadera izquierda y mira hacia abajo, hacia el pie derecho. Dobla la rodilla derecha y empieza a deslizar el bloque o la mano hacia adelante unos 30 cm. Ahora arrastra el pie trasero hacia dentro y empieza a transferir todo tu peso al pie derecho. Pausa. Al inhalar, comienza a estirar la pierna derecha y levanta la pierna izquierda del suelo, presionando con el talón del pie izquierdo como si lo estuvieras empujando contra una pared, de modo que la pierna quede recta y fuerte. Apila la caja torácica izquierda sobre la derecha. El hombro izquierdo debe alinearse con la parte superior del hombro derecho. Cuando te sientas estable, puedes extender el brazo izquierdo hacia el techo y dejar que te siga la mirada.

Beneficios. Físicamente, esta postura fortalece los tobillos, los muslos, las nalgas, el abdomen y la columna vertebral. Estira las ingles, los isquiotibiales y las pantorrillas, los hombros, el pecho y la columna vertebral.

Desde el punto de vista energético, la postura de la Media Luna mejora el equilibrio, la concentración y la coordinación. Activa los chakras primero, segundo y sexto.

Engancha ligeramente *mula bandha* y *uddiyana bandha* para ayudar a elevar *apana vayu*. Aplica ligeramente *jalandhara bandha* para estimular el movimiento de la energía hacia la coronilla. Estimula *prana* y *udana vayu*.

Aplicaciones terapéuticas. Puede aliviar el dolor lumbar cuando se practica contra la pared, especialmente para mujeres embarazadas en su segundo y tercer trimestre.

Consejos útiles. Si tienes problemas de equilibrio, practica esta postura con la espalda apoyada en la pared. También puedes empezar con la mano superior en la cadera superior y mantener la mirada hacia el suelo para mantener la estabilidad. Si los isquiotibiales están tensos, coloca un bloque debajo de la mano inferior. Al igual que en la postura del Triángulo Extendido, fija la mirada hacia adelante o hacia abajo, hacia el pie delantero, si tienes sensibilidad en el cuello.

POSTURA DEL LAGARTO:
UTTHAN PRISTHANA

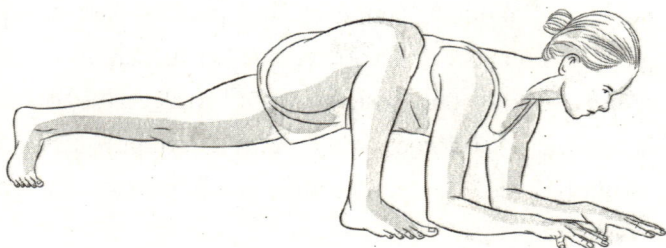

Descripción general. La postura del Lagarto es una de las posturas más eficaces para abrir las caderas. Al trabajar los tres músculos
principales de las caderas —los flexores de la cadera, los glúteos y las
ingles— facilita una liberación profunda de toda la región pélvica,
tanto a nivel físico como energético. Esta postura nos ayuda a atravesar nuestras emociones con compasión y valentía.

Cómo hacerla. Desde la Luna Creciente, baja la rodilla de atrás
hacia el suelo o hacia una manta para apoyarte. Camina con el pie
derecho hacia el borde derecho del tapete y apunta con los dedos ligeramente hacia la esquina. Asegúrate de mantener la rodilla derecha
directa sobre el tobillo derecho. Coloca las manos en la parte interior
del pie derecho. Puedes mantener la rodilla trasera hacia abajo para
un estiramiento más pasivo o levantar la rodilla trasera del suelo para una
versión más activa de la postura.

Beneficios. Físicamente, esta postura abre los cuádriceps, los flexores de la cadera, los isquiotibiales, las ingles y los glúteos. Fortalece

los cuádriceps y los músculos abdominales inferiores. También ayuda a abrir los hombros y el pecho.

Desde el punto de vista energético, la postura del Lagarto fomenta nuestra capacidad de ser flexibles, no solo en nuestro cuerpo, sino también en nuestra vida. Esta postura trabaja sobre el segundo chakra, que es el elemento del agua, y el agua gobierna nuestras polaridades. Es responsable de nuestra capacidad de ser fluidos en la vida y de "seguir la corriente", por lo que esta postura abre esa parte de nuestra conciencia. Las caderas también tienden a albergar muchas emociones no procesadas; por lo tanto, la postura del Lagarto ayuda a liberar recuerdos, sentimientos y creencias que se alojan en esta zona y que nos impiden reconocer nuestra naturaleza esencial.

Utiliza *mula bandha* para ayudar a revertir *apana vayu*. Realiza el *vajroli mudra*. Estimula *vyana vayu*.

Aplicaciones terapéuticas. Puede ayudar a aliviar el dolor lumbar, aumentar la fertilidad y alivia las molestias menstruales. La postura del Lagarto también es útil para las mujeres embarazadas.

Consejos útiles. Mantén la rodilla trasera en el suelo para una versión más receptiva de esta postura. Si tienes las caderas tensas, coloca un bloque debajo de cada antebrazo para mantener el espacio en el pecho y los hombros.

POSTURA DE LA GUIRNALDA:
MALASANA

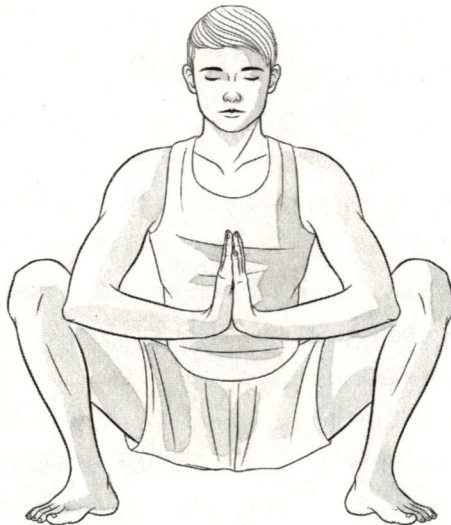

Descripción general. Esta postura para abrir las caderas puede ser relajante o muy exigente, dependiendo de tu anatomía. La postura debe su nombre a las pequeñas gemas redondas que componen un *mala*, una cadena sagrada de cuentas que se utiliza para cantar o rezar en la India. Crear esta forma con nuestro propio cuerpo nos recuerda que la *asana* es una forma de oración.

Cómo hacerla. Desde la postura de la Montaña, abre las piernas al ancho del tapete o un poco más que la distancia de las caderas. Dobla las rodillas y empieza a bajar los abdominales hacia el suelo. Si los talones empiezan a despegarse del suelo, haz una pausa y respira ahí. Junta las palmas de las manos para tocarlas. Si las rodillas están completamente flexionadas, lleva los codos a la parte interior de los muslos para ayudar a abrir las caderas y presiona firmemente las palmas de las manos para ayudar a ensanchar el esternón.

Beneficios. Físicamente, la postura de la Guirnalda estira el tendón de Aquiles, las ingles, los glúteos y el torso. También ayuda a abrir el pecho y los hombros.

Desde el punto de vista energético, la postura de la Guirnalda activa los chakras primero y segundo y puede ser especialmente útil para estimular la energía sexual.

Engancha un ligero *mula bandha* para ayudar a equilibrar esa energía descendente con una elevación de la columna vertebral. Hay un ligero *jalandhara bandha* para mantener la línea de energía desde la base hasta el cerebro medio. La postura de la Guirnalda ayuda a facilitar el movimiento de *apana* para agilizar la eliminación.

Aplicaciones terapéuticas. Ayuda en la digestión, alivia el dolor lumbar y es excelente para ayudar a las mujeres embarazadas en el parto.

Consejos útiles. Si la flexión de tus tobillos es limitada, coloca una manta doblada debajo de los talones. Si las rodillas no pueden flexionarse completamente, coloca un bloque o dos bloques debajo de los huesos de la sentadilla. Coloca un bloque o un libro grueso entre las palmas de las manos para ayudar a ensanchar las clavículas y acercar los omóplatos entre sí. Si tienes alguna lesión de rodilla o cadera, prueba esta postura boca arriba con las caderas pegadas a una pared, las rodillas flexionadas, las piernas muy separadas y los pies presionando contra la pared.

FLEXIONES HACIA ADELANTE DE PIE

Las flexiones de pie hacia adelante son extremadamente útiles tanto para aumentar nuestro alcance físico como para disminuir nuestro ruido mental. Anatómicamente, abren los músculos isquiotibiales, que son los responsables de gran parte de nuestras actividades diarias, como caminar, correr y subir escaleras. Energéticamente, la parte trasera de las piernas es donde almacenamos nuestro patrón inconsciente, las creencias limitantes y las falsas narrativas que adquirimos desde una edad muy temprana. Las flexiones hacia adelante también fomentan una profunda sensación de calma y relajación al elevar suavemente el diafragma y facilitar la exhalación. Por último, las flexiones hacia adelante son una gran lección sobre la ley del mínimo esfuerzo. Cuanto más te suavices en casi todas estas posturas, más fácil te resultará adoptar la postura.

POSTURA DEL GRAN ÁNGULO, VARIANTE A:
PRASARITA PADDOTTANASANA

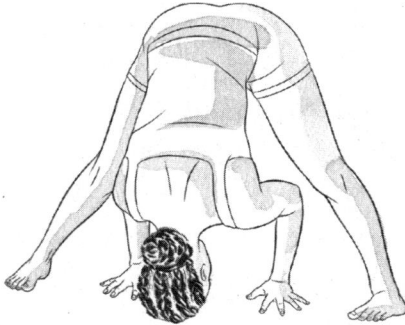

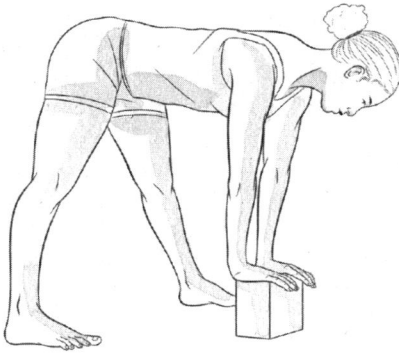

Descripción general. La postura del Gran Ángulo A es una forma accesible, pero profunda, de estirar los isquiotibiales y mantener una sensación de equilibrio en la base. La simetría y la postura amplia de las piernas hacen que esta postura sea más cómoda para quienes tienen los isquiotibiales tensos.

Cómo hacerla. Desde la postura de la Montaña, separa las piernas a una distancia aproximada de una pierna. Mantén los diez dedos de los pies apuntando hacia adelante y alinea los bordes exteriores de los pies con los bordes del tapete. Coloca las manos en las caderas. Reafirma los cuádriceps succionando el suelo hacia arriba a través de las plantas de los pies. Inhala y levanta el esternón hacia el techo, manteniendo el bajo vientre contraído. Al exhalar, flexiona las caderas y baja el torso hacia el suelo. Si las manos llegan al tapete, lleva las puntas de los dedos hacia atrás para alinearlas con las puntas de los pies. Separa bien los dedos y apoya las palmas de las manos en el suelo. Dobla los codos hacia atrás en dirección a la pared y deja que la coronilla se mueva hacia el tapete. Si las manos no tocan el suelo, coloca un bloque debajo de cada mano.

Beneficios. Físicamente, esta postura estira los isquiotibiales y la espalda. Fortalece los tobillos y la parte delantera de las piernas. Crea tracción a través de la columna vertebral y puede ayudar a liberar el cuello. También estimula el proceso digestivo al dirigir la circulación a los órganos abdominales.

Desde el punto de vista energético, la postura del Gran Ángulo A ayuda a desbloquear las creencias inconscientes y limitantes almacenadas en la parte posterior de las piernas. Ayuda a aliviar la ansiedad y libera la exhalación, fomentando la sensación de dejarse llevar. Esta postura también puede cambiar nuestra perspectiva mental y actúa sobre los chakras primero, sexto y séptimo.

Realiza *uddiyana* y *jalandhara bandha* para facilitar el movimiento de la energía hacia la coronilla. Realiza el *ashvini mudra* para alargar la columna vertebral. Estimula *apana vayu*.

Aplicaciones terapéuticas. Ayuda a aliviar los dolores de cabeza leves y la fatiga, y puede aliviar el dolor de espalda leve.

Consejos útiles. Si tienes los isquiotibiales tensos y las manos no llegan al suelo, puedes colocarlas sobre una silla o sobre bloques justo debajo de los hombros. Para una opción más reparadora, coloca un almohadón o un bloque debajo de la frente. Extiende los brazos hacia la pared de enfrente, apoyándote en las puntas de los dedos y soltando el pecho hacia el suelo.

Variante. Para abrir los hombros, prueba esta misma postura con los dedos entrelazados detrás de ti, en la parte baja de la espalda. Junta los omóplatos y presiona con las palmas de las manos. Inhala y levanta el esternón hacia el techo, manteniendo el bajo vientre contraído. Al exhalar, flexiona las caderas y baja el torso hacia el suelo, separando los brazos de la parte baja de la espalda. Si tienes los hombros tensos, utiliza una correa entre las manos en lugar de entrelazar los dedos.

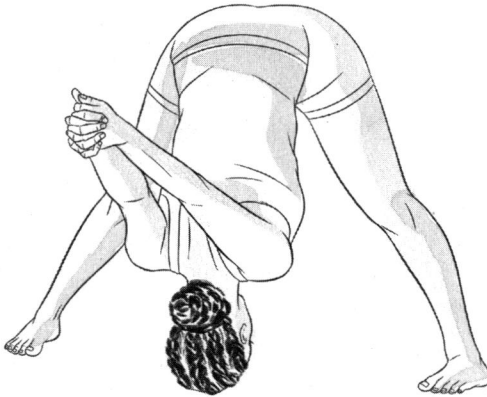

POSTURA DE LA MEDIA PINZA:
ARDHA UTTANASANA

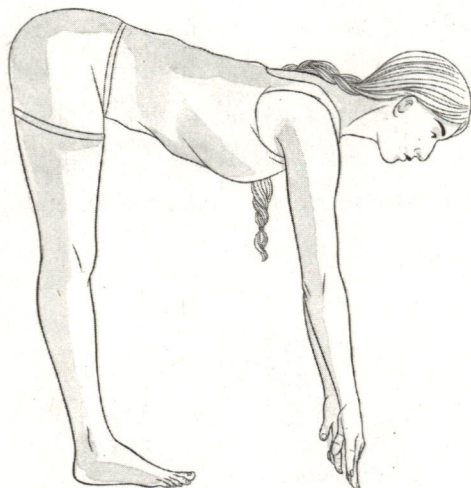

Descripción general. A menudo conocida como "Postura de preparación", esta *asana* nos "prepara" para volver a la posición de plancha, saltar a la del Bastón en Cuatro Puntos y doblarnos hacia adelante sobre las piernas con la columna larga y el corazón abierto.

Cómo hacerla. Desde la postura de estiramiento intenso, inhala y desliza las puntas de los dedos hacia el suelo, directo debajo de los hombros, y lleva el centro del pecho hacia adelante. Mira hacia el borde delantero del tapete. Suelta los omóplatos hacia abajo, alejándolos de las orejas, y mantén la nuca larga.

Beneficios. Físicamente, la postura de la Media Pinza fortalece las piernas, los músculos abdominales, los músculos a lo largo de la columna vertebral y la nuca. Estira los isquiotibiales y abre el pecho y los hombros.

Desde el punto de vista energético, esta postura aumenta la concentración. Trabaja los chakras primero y tercero, cultivando al mismo tiempo la fuerza y la flexibilidad.

Realiza *mula bandha* y *jalandhara bandha*. Realiza el *ashvini mudra* para alargar la columna vertebral. Estimula *udana vayu*.

Aplicaciones terapéuticas. Ayuda a aliviar el dolor lumbar y las lesiones en los isquiotibiales y es útil para las embarazadas.

Consejo útil. Si tus isquiotibiales están tensos, dobla las rodillas o coloca un bloque debajo de cada mano.

POSTURA DE LA PINZA:
UTTANASANA

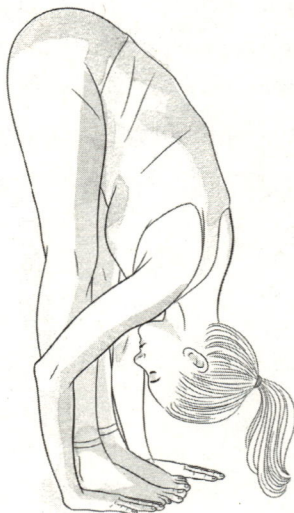

Descripción general. La postura de la Pinza o del estiramiento intenso hace honor a su nombre; es una postura que supone una intensa liberación para toda la parte posterior del cuerpo. Esta postura se ofrece normalmente como parte de una secuencia más extensa de posturas, como en los Saludos al Sol. Cuando se mantiene durante largos períodos de tiempo, crea una profunda sensación de liberación en las capas físicas, mentales y energéticas de tu ser.

Cómo hacerla. Desde la postura de la Montaña, coloca las manos en las caderas. Inhala y levanta el esternón hacia el techo, manteniendo el bajo vientre. Al exhalar, flexiona las caderas y baja el torso hacia el suelo. Si tus manos no llegan al suelo, dobla las rodillas o coloca bloques debajo de cada mano.

Beneficios. Físicamente, la postura de la Pinza estira las pantorrillas, los isquiotibiales, las caderas y la espalda. Fortalece los tobillos y los cuádriceps. Ayuda a crear tracción en la columna vertebral. La postura de la Pinza estimula el proceso digestivo dirigiendo la circulación a los órganos abdominales. También actúa como una inversión suave, llevando sangre al cerebro y oxigenando las células del cuerpo.

Desde el punto de vista energético, la postura de la Pinza facilita la sensación de dejarse llevar al elevar el diafragma, lo que favorece la exhalación. Abre las puertas traseras de todos los chakras, pacificando sus cualidades rajásicas y aumentando *tamas*, la cualidad de la inercia. *Uttanasana* también nos refresca energéticamente y puede ayudarnos a ver las cosas desde una nueva perspectiva.

Realiza *mula*, *uddiyana* y *jalandhara bandha* para facilitar el movimiento de la energía hacia la coronilla. Realiza el *ashvini mudra* para alargar la columna vertebral. Estimula *apana vayu*.

Aplicaciones terapéuticas. La postura de la Pinza es útil para las personas con osteoporosis y sinusitis. Alivia la ansiedad, la fatiga y los dolores de cabeza.

Consejos útiles. Dobla las rodillas o utiliza bloques debajo de cada mano si tienes los isquiotibiales tensos. Agárrate al antebrazo opuesto con cada mano y deja que la cabeza y el cuello se suelten hacia el suelo para que esta postura sea más pasiva desde el punto de vista energético.

VARIACIONES DEL SALUDO AL SOL

El Saludo al Sol es un calentamiento de todo el cuerpo y una plegaria al sol. Al practicar las variaciones del Saludo al Sol, practicamos el arte del *vinyasa*, que implica vincular cada respiración con el movimiento. Tonificamos el cuerpo iniciando cada postura a partir de la respiración, desarrollamos la resistencia cardiovascular, aumentamos nuestra fluidez y creamos una meditación en movimiento para anclar nuestra mente.

RESPIRACIÓN SOLAR:
SURYA PRANA

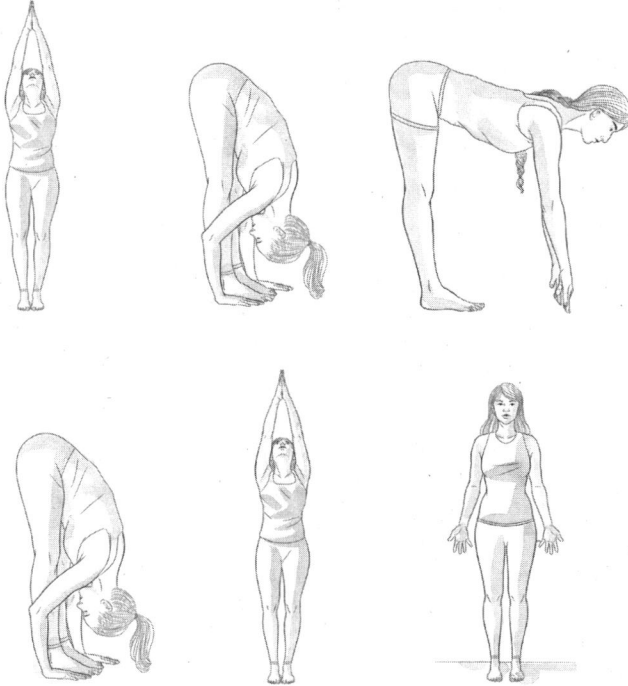

Descripción general. La serie Respiración Solar es una forma útil para empezar a aprender los Saludos al Sol por primera vez. Facilita los beneficios de conectar la respiración y el movimiento sin forzar las articulaciones. Es seguro para cualquier persona con lesiones en las muñecas o los hombros o para quienes quieren aumentar moderadamente el calor en el cuerpo sin demasiada intensidad.

Cómo hacerla. Desde *Tadasana*, sigue cada paso, una respiración por movimiento.

Inhala: postura de Saludo hacia arriba.
Exhala: postura de la Pinza.
Inhala: postura de la Media Pinza.
Exhala: postura de la Pinza.
Inhala: postura de Saludo hacia arriba.
Exhala: postura de la Montaña.

Beneficios. Físicamente, la serie de la Respiración Solar abre los hombros, la cavidad torácica y los isquiotibiales. Fortalece los músculos a lo largo de la columna vertebral, así como la parte inferior del abdomen.

Energéticamente, esta serie es energizante, estimulante y elevadora. Trabaja sobre todos los chakras y equilibra fuerzas opuestas, como subir y bajar, inhalar y exhalar, abrir la parte delantera y trasera del cuerpo, lo que también abre las puertas delantera y trasera de cada chakra.

Realiza el *vajroli mudra* para *Urdva Hastasana*; el *ashvini mudra* para *Uttanasana* y *Ardha Uttanasana*. Consulta las posturas individuales para los *bandhas*. Estimula el *vyana vayu*.

Aplicaciones terapéuticas. La serie Respiración Solar puede ayudar a reducir la ansiedad y la inquietud.

Consejos útiles. Coloca un bloque debajo de cada mano para las flexiones hacia adelante. Dobla las rodillas si tienes problemas lumbares. Si tus hombros están tensos, mantén las manos separadas a la distancia de los hombros en la postura de Saludo hacia arriba.

SALUDO AL SOL A:
SURYA NAMASKAR A

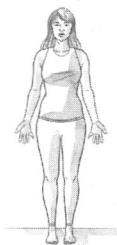

1

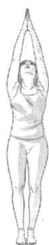

2

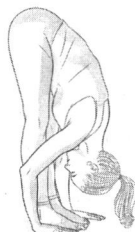

3

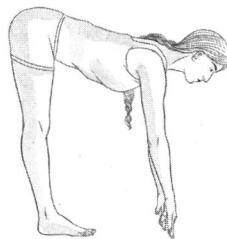

4

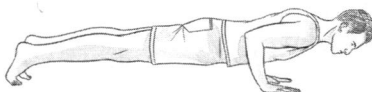

5

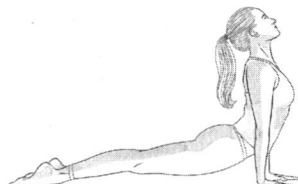

6

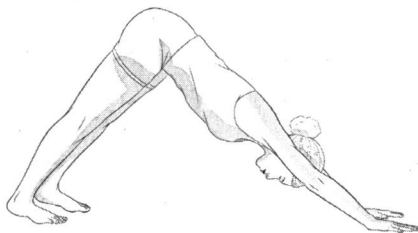

7

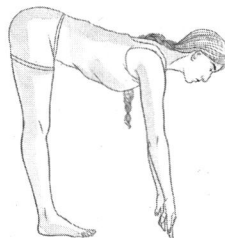

8

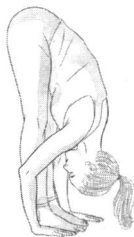

9

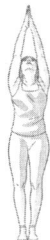

10

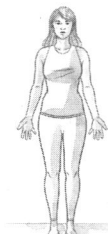

11

Descripción general. Tradicionalmente son 11 las posturas enlazadas que componen la secuencia del Saludo al Sol A. La serie es un calentamiento de todo el cuerpo que trabaja las dualidades de derecha e izquierda, arriba y abajo, inhalación y exhalación, fuerza y flexibilidad, y expansión y contracción. Mediante la práctica del Saludo al Sol invocamos las cualidades del sol que todos llevamos dentro: calor, resplandor, energía, luz y magnetismo.

Cómo hacerlas. Desde la postura de la Montaña, sigue cada paso, utilizando una respiración por movimiento:

Inhala: postura de Saludo hacia arriba.
Exhala: postura de la Pinza.
Inhala: postura de la Media Pinza.
Exhala: postura del Bastón de Cuatro Puntos.
Inhala: postura del Perro mirando hacia arriba.
Exhala: postura del Perro mirando hacia abajo.
Inhala: mira tus manos.
Exhala: pisa o salta con los pies hacia las manos.
Inhala: postura de la Media Pinza.
Exhala: postura de la Pinza.
Inhala: postura de Saludo hacia arriba.
Exhala: postura de la Montaña.

Beneficios. Físicamente, el Saludo al Sol A ayuda a la salud cardiovascular al aumentar el flujo sanguíneo por todo el cuerpo. Al igual que la Respiración Solar, esta secuencia de posturas es energizante, despierta y genera calor. Fortalece los músculos de las piernas, el abdomen, la parte superior del cuerpo y la espalda. También abre los isquiotibiales, los cuádriceps, la parte superior de la espalda y el pecho.

Energéticamente, el Saludo al Sol A nos permite encarnar las cualidades del sol: calor, energía, resplandor y *tejas*, el magnetismo que crea la esencia del fuego. Actúa sobre todos los chakras, especialmente el tercero y el cuarto. Se produce un efecto armonizador al estirar y fortalecer los músculos y abrir la parte delantera y trasera del cuerpo, lo que nos lleva a *satva guna*. Cuando se realiza rítmicamente con la respiración, el Saludo al Sol A puede inducir los beneficios de una meditación en movimiento, que incluyen desacelerar la mente, desacelerar las ondas cerebrales y calmar la inquietud o la agitación.

Realiza el *vajroli mudra* para *Urdva Hastasana* y *Urdva Mukha Svanasana*; el *ashvini mudra* para *Uttanasana*, *Ardha Uttanasana* y *Adho Mukha Svanasana*. Consulta las posturas individuales para los *bandhas*. Realiza *mula bandha* cuando saltes hacia adelante o hacia atrás. Trabaja sobre *samana* y *vyana vayu*.

Aplicaciones terapéuticas. El Saludo al Sol A puede ayudar a reducir los niveles de azúcar en la sangre, equilibrar las hormonas y ayudar a contrarrestar la obesidad.

Consejos útiles. Dado que esta serie incluye muchas posturas enlazadas entre sí, puede ser útil hacer pausas entre cada postura si eres nuevo en la práctica. Si las caderas se hunden en la postura de la Plancha o en la del Bastón de Cuatro Puntos, baja las rodillas al suelo para apoyar la parte baja del vientre y mantener una columna larga. Si tienes sensibilidad en las muñecas o en la parte baja de la espalda, practica la postura de la Cobra Bebé (consulta la página 240) en lugar de la del Perro mirando hacia arriba. Intenta practicar hasta cinco series seguidas para aumentar la resistencia.

TORSIONES DE PIE

Las posturas de torsión tienen la capacidad única de enfrentarnos a nuestras propias limitaciones. Nos enseñan a encontrar la libertad en circunstancias difíciles y a utilizar la respiración como forma de palanca. Como las torsiones actúan sobre el tercer chakra, ayudan a digerir los alimentos y a procesar los pensamientos y las emociones. Además de ser desintoxicantes, las torsiones facilitan una columna vertebral larga y sana.

POSTURA DE LA SILLA CON TORSIÓN:
PARIVRITTA UTKATASANA

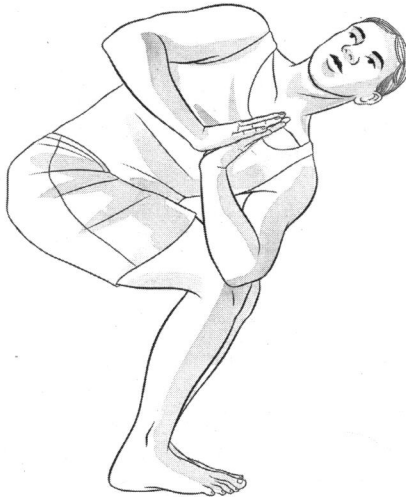

Descripción general. Esta postura dinámica, que genera calor, nos enseña a mantenernos enraizados y fluidos simultáneamente.

Cómo hacerla. Desde la postura de la Silla, junta las palmas de las manos, tocándolas, en el centro del pecho. Inhala y separa el esternón de la pelvis. Exhala y gira hacia la derecha, enganchando el brazo izquierdo a la parte externa del muslo derecho. Al inhalar, alarga la columna y, al exhalar, gira alrededor del eje de la columna. Mantén los omóplatos alejados de las orejas y ensancha las clavículas.

Beneficios. Físicamente, la postura de la Silla con Torsión fortalece los tobillos, los cuádriceps, los glúteos y el abdomen. Tonifica los órganos digestivos y los riñones, facilitando el proceso de desintoxicación. La rotación de la columna comprime los discos intervertebrales, que se expanden como una esponja al salir de la torsión. Como resultado, la postura de la Silla con Torsión ayuda a alargar la columna vertebral.

Desde el punto de vista energético, la postura de la Silla con Torsión activa los chakras primero y tercero, estimulando el calor, la transformación y la potenciación, al tiempo que ofrece los beneficios de la estabilidad y la estructura. Esta postura aumenta *agni*, el fuego digestivo responsable de convertir la materia en residuos. También aumenta *tapas*, la cualidad del calor que crea disciplina, paciencia y transformación final.

Activa *mula bandha* y *uddiyana bandha*. Aumenta *samana vayu*.

Aplicaciones terapéuticas. Excelente para aliviar la escoliosis, la mente inquieta y el metabolismo lento.

Consejos útiles. Si te sientes limitado en la torsión, coloca la mano izquierda en la parte exterior del muslo derecho. Mueve la mano derecha hacia el sacro, permitiendo que el giro se produzca en el centro de la columna. Coloca un bloque entre los muslos para mantener las rodillas alineadas. No es indicada para mujeres embarazadas.

POSTURA DEL ÁNGULO LATERAL GIRATORIO:
PARIVRITTA PARSVAKONASANA

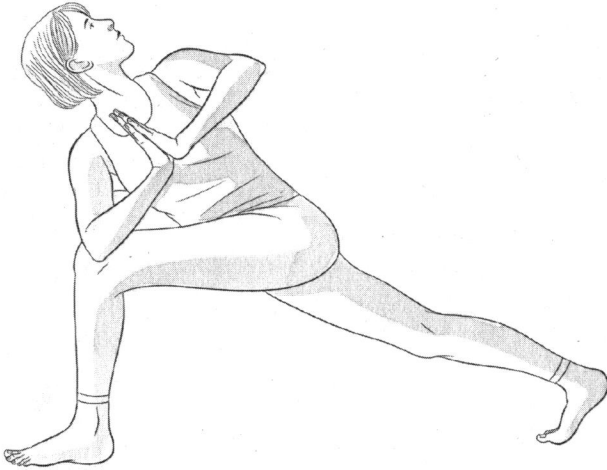

Descripción general. Esta postura enseña las cualidades de perseverancia, paciencia, estabilidad y flexibilidad al mismo tiempo. Puede
ser una buena postura introductoria para aprender las acciones de los
giros en un proceso paso a paso.

Cómo hacerla. Desde la postura de la Luna Creciente, inhala
y levanta los brazos por encima de la cabeza. Al exhalar, alarga el
torso sobre el muslo delantero, manteniendo los brazos junto a las
orejas. Junta las palmas de las manos para que se toquen en el centro
del pecho. Gira el brazo izquierdo hacia el exterior del muslo derecho.
Al inhalar, levanta el esternón y, al exhalar, gira alrededor del eje de
la columna, manteniendo el muslo posterior recto y fuerte.

Beneficios. Físicamente, la postura del Ángulo Lateral Giratorio fortalece los tobillos, los cuádriceps, los glúteos y el abdomen.

También estira los cuádriceps, los flexores de la cadera y los glúteos. Ayuda a mejorar el equilibrio. Consulta la postura de la Silla con Torsión (página 207) para conocer los beneficios digestivos y para la columna vertebral de esta postura.

Los beneficios energéticos de esta postura son muy similares a los de la postura de la Silla con Torsión: activa los chakras primero y tercero, estimulando el calor, la transformación y la potenciación, y al mismo al tiempo ofrece los beneficios de la estabilidad y la estructura.

Activa *mula bandha* y *uddiyana bandha*. Aumenta *samana vayu*.

Aplicaciones terapéuticas. Ideal para aliviar las molestias de la escoliosis mediante la torsión del lado contraído del cuerpo. Centra la mente distraída y estimula el metabolismo lento.

Consejos útiles. Si tienes problemas de equilibrio o no estás preparado para practicar esta postura en toda su expresión, mantén la rodilla de atrás en el suelo al entrar en la torsión. Para una expresión más profunda de esta postura, extiende la mano inferior hacia el suelo o colócala sobre un bloque. Extiende el brazo superior hacia el techo. No es indicada para mujeres embarazadas.

POSTURA DEL TRIÁNGULO INVERTIDO:
PARIVRITTA TRIKONASANA

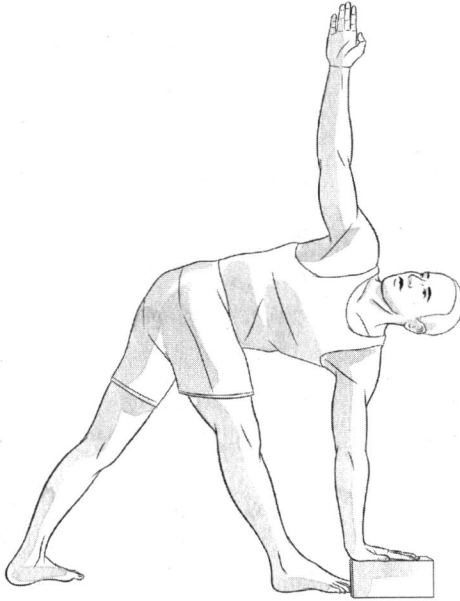

Descripción general. La postura del Triángulo Invertido es una postura multipropósito porque se dirige a muchas áreas diferentes del cuerpo. Nos enseña a mantenernos comprometidos con el proceso y a renunciar a los resultados. Este concepto se conoce en sánscrito como *abhyasa* y *vairagya* (sutra 1.13-1.14).

Cómo hacerla. Desde la postura de la Montaña, mueve el pie izquierdo un metro hacia atrás. Mantén una línea central entre el pie delantero y el trasero para que tus pies no estén en una "cuerda floja". Coloca la mano derecha sobre la cadera derecha y extiende el brazo izquierdo hacia arriba por la oreja izquierda, apuntando las puntas de los dedos hacia el techo. Inhala y alarga la columna. Al exhalar, flexiona las caderas y extiende el brazo izquierdo sobre la pierna delantera, bajando la mano izquierda hacia el exterior del pie derecho. Gira la caja torácica derecha sobre la caja torácica izquierda y apila el hombro derecho sobre el hombro izquierdo, desplazando la mirada hacia el brazo superior extendido.

Beneficios. Físicamente, la postura del Triángulo Invertido abre los isquiotibiales, las caderas y los hombros. Fortalece el abdomen y la parte superior de la espalda. Consulta la postura de la Silla con Torsión (página 207) para conocer los beneficios digestivos y para la columna vertebral.

Energéticamente, la postura del Triángulo Invertido activa los chakras primero y tercero. Al mismo tiempo, libera las creencias inconscientes que se alojan en la parte posterior de las piernas y desarrolla el calor necesario para romperlas. Además de los beneficios térmicos generados por las otras torsiones de pie, esta postura crea una sensación de equilibrio y liberación al mismo tiempo.

Activa *mula bandha* y *uddiyana bandha*. Aumenta *samana vayu*.

Aplicaciones terapéuticas. Ve la postura del Ángulo Lateral Giratorio (página 209).

Consejos útiles. Si tus isquiotibiales están tensos, coloca un bloque debajo de la mano inferior. Si tienes los hombros tensos, coloca la mano superior sobre el sacro en lugar de extenderla hacia el techo. Si te sientes limitado en la torsión, coloca el bloque en el interior del pie delantero en lugar de en el exterior.

POSTURAS DE EQUILIBRIO

Mantenerse sobre una pierna no solo requiere concentración, sino también paciencia y humildad. Los antiguos *rishis* practicaban el permanecer de pie sobre una pierna como una forma de construir *tapas*, la austeridad que nos ayuda a superar las limitaciones de la mente. Nos resulta difícil planear el día o pensar en algo que sucedió en el pasado cuando estamos de pie sobre una pierna. Además de aprender a estar en el "ahora", las posturas de equilibrio nos ofrecen el don de la humildad, de aprender a estar con nuestra propia frustración cuando las cosas no siempre salen según lo planeado.

POSTURA DEL ÁRBOL:
VRIKSHASANA

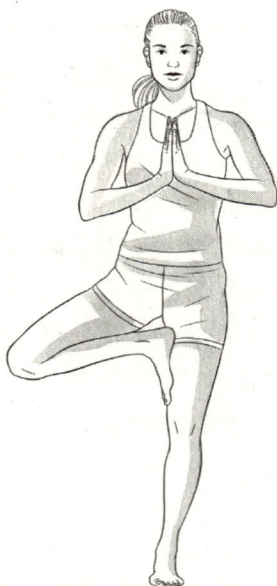

Descripción general. La postura del Árbol es una postura simple, pero poderosa, que nos entrena para salir de nuestra mente y entrar en el momento presente. Al igual que su nombre, la postura del Árbol nos enseña a enraizarnos y elevarnos al mismo tiempo. Nos capacita para mantenernos conectados a un punto de atención, aunque estemos rodeados de distracción y caos.

Cómo hacerla. Desde la postura de la Montaña, fija la mirada en un punto situado un poco por delante de ti, de preferencia en algo que no se mueva. Cambia el peso al pie izquierdo y levanta el talón derecho del suelo. Sigue llevando la parte exterior de la cadera izquierda hacia la línea media mientras levantas el pie derecho del suelo, y gira el fémur derecho abierto hacia la derecha. Coloca el pie derecho en la parte interior del muslo izquierdo. Lleva las palmas de las manos a tocarse en el centro del pecho o levanta los brazos por encima de la cabeza en forma de "V".

Beneficios. Físicamente, la postura del Árbol fortalece los tobillos, las rodillas y los muslos y tonifica el suelo pélvico. Abre el interior y el exterior de las caderas y ayuda a alargar la columna vertebral.

Energéticamente, la postura del Árbol aumenta el enfoque y la concentración. Trabaja sobre los chakras primero y sexto, permitiéndonos enraizar las piernas y los pies a la vez que desarrollamos *drishti*, centrando la mirada o la dirección de nuestros ojos en un único punto. Como nuestros ojos reflejan la actividad de la mente, una mirada firme nos permite estabilizar la mente. La postura del Árbol también puede ayudar a reducir la ansiedad o la inquietud.

Activa *mula bandha*. Estimula *apana vayu*.

Aplicaciones terapéuticas. Ayuda con los pies planos, la osteoporosis y la ansiedad. Puede ayudar a aliviar el dolor de ciática.

Consejos útiles. Si tu equilibrio es precario, empieza colocando el pie derecho bien en el tobillo o en la espinilla, evitando la rodilla. También puedes probar esta postura junto a una pared o detrás de una silla para ayudarte a mantener el equilibrio.

POSTURA DEL SEÑOR DE LA DANZA:
NATARAJASANA

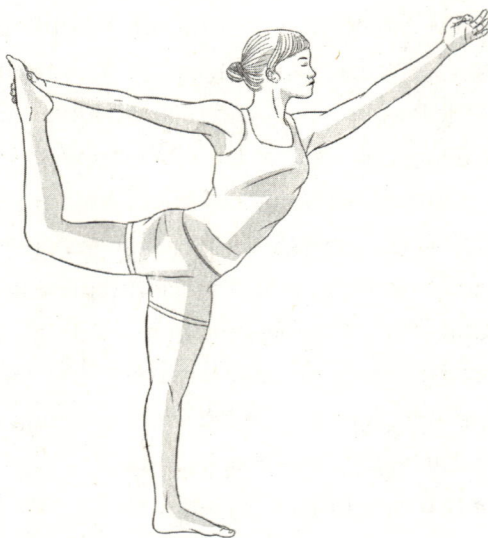

Descripción general. *Nataraj* es otro nombre de Shiva, la deidad de la destrucción. Esta postura simboliza la danza cósmica de Shiva, que es el arquetipo de la inteligencia universal. Al igual que existe una danza de la vida y la creatividad, existe una danza de la renuncia y el abandono. Cuando honramos esa danza de destrucción, podemos crear de forma consciente de nuevo.

Cómo hacerla. Desde la postura de la Montaña, desplaza el peso hacia el pie izquierdo y dobla la pierna derecha hacia atrás. Sujeta el pie o tobillo derecho con la mano derecha y extiende el brazo izquierdo hacia adelante. Mantén la mirada fija en un punto mientras empiezas a presionar el pie derecho contra la mano derecha y la mano derecha contra el pie derecho, levantando el pie del glúteo derecho.

Sigue dirigiendo la parte interna del muslo derecho hacia la pared que tienes detrás, mientras levantas la pierna alejándola del cuerpo. Quédate aquí y respira todo el tiempo que te resulte cómodo.

Beneficios. Físicamente, esta postura estira los flexores de la cadera, los cuádriceps, el pecho y los hombros. Fortalece los tobillos, las rodillas y los muslos, y ayuda a tonificar los músculos abdominales inferiores. Ayuda a mejorar el equilibrio y la postura.

Desde el punto de vista energético, la postura del Señor de la Danza aumenta la concentración. Estira los músculos intercostales, que sirven para liberar la respiración. Esta postura también trabaja los chakras primero y cuarto, generando estabilidad y fomentando un sentido de conexión y sensibilidad emocional. Estimula el *prana vayu*.

Aplicaciones terapéuticas. Ayuda a la digestión y alivia el dolor de pies planos.

Consejos útiles. Para ayudar con el equilibrio, utiliza una pared o una silla para apoyar el brazo extendido. Si tienes los cuádriceps tensos, mantente en posición vertical y acerca el pie de la pierna flexionada a los glúteos.

POSTURA DEL CANGURO:
UTTHITA HASTA PADANGUSTASANA

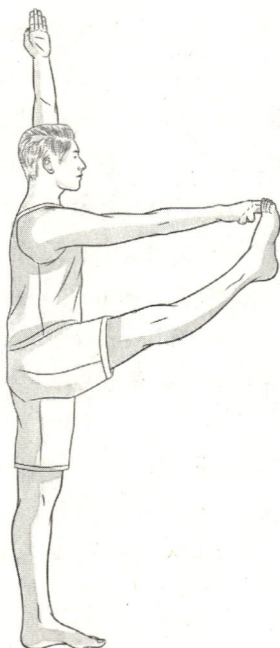

Descripción general. Aunque la versión tradicional de esta postura no es recomendable para principiantes, hay muchas versiones diferentes de la postura que puedes adaptar a tu propio nivel. Como en cualquier situación de la vida, si nos adelantamos demasiado en esta postura, perderemos el equilibrio. Si mantenemos un ritmo lento y constante, podremos estar presentes en el espacio tranquilo y silencioso de nuestro interior y dejarnos guiar por él.

Cómo hacerla. Desde la postura de la Montaña, desplaza el peso hacia el pie izquierdo y lleva la rodilla derecha hacia el pecho. Sujeta el dedo gordo del pie derecho con los dos primeros dedos de la mano derecha ("bloqueo yóguico del dedo del pie") y mete el hueso del brazo derecho en la cuenca del hombro. Mantén la cadera derecha a la altura de la cadera izquierda. Coloca la mano izquierda sobre la cadera izquierda y mantén la mirada fija en un punto mientras empiezas a extender la pierna derecha hacia adelante, alejándola de la cadera derecha. Presiona la planta del pie derecho y separa los dedos. Quédate aquí o extiende el brazo izquierdo por encima de la cabeza. Si te sientes estable aquí, puedes hacer la segunda variación girando el muslo derecho hacia la derecha y extendiendo el brazo izquierdo hacia la izquierda.

Beneficios. Físicamente, esta postura fortalece los tobillos, las rodillas, los cuádriceps, los flexores de la cadera, el abdomen y la espalda. Abre los isquiotibiales y las ingles. Ayuda a mejorar el equilibrio.

Desde el punto de vista energético, la postura del Canguro fomenta el enfoque y la concentración. Enseña las cualidades de *sthira* y *sukha*, o "firmeza" y "facilidad", como se menciona en los *Yoga Sutras de Patanjali* (sutra 2.46). Actúa sobre los chakras primero, segundo y sexto.

Engancha *mula bandha* para invertir *apana* y aumentar *udana vayu*.

Aplicaciones terapéuticas. Ayuda con los pies planos, reduce la ansiedad y alivia el dolor lumbar.

Consejos útiles. Si tus isquiotibiales están tensos, utiliza una correa o una toalla para envolver la planta del pie de la pierna extendida. También puedes apoyar el pie en una silla, a la altura de la cadera o ligeramente más abajo, para ayudar con el equilibrio o los isquiotibiales tensos. Para una experiencia más dinámica en la pierna extendida y para crear más amplitud en la pelvis, coloca el pie de la pierna extendida en la pared a la altura de la cadera y presiona las cuatro esquinas del pie contra la pared.

POSTURA DEL GUERRERO 3:
VIRABHADRASANA 3

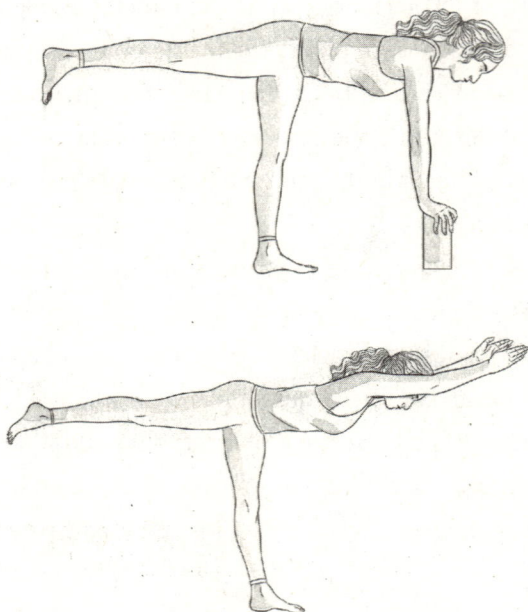

Descripción general. Esta postura del Guerrero es la más compleja de las tres. Se requiere un gran nivel de compromiso y perseverancia para mantener esta postura, dejándonos los frutos de la fuerza interior, la voluntad y la resistencia.

Cómo hacerla. Desde la postura del Guerrero 1, alarga el torso hacia adelante sobre la pierna derecha delantera y ponte sobre el talón del pie trasero. Transfiere todo el peso al pie derecho mientras levantas el pie izquierdo del suelo, alineándolo con la pelvis. Presiona la planta del pie izquierdo hacia atrás, hacia la pared. Inclina el centro del pecho hacia adelante, hacia la pared de enfrente. Mantén las caderas niveladas. Extiende los brazos hacia adelante o hacia los lados en posición de "T".

Beneficios. Físicamente, esta postura fortalece los tobillos, las rodillas, los cuádriceps, el abdomen y la espalda. También fortalece la parte superior del cuerpo.

Energéticamente, la postura del Guerrero 3 mejora el enfoque, la concentración, la voluntad y la determinación. Aumenta las *tapas* y actúa sobre los chakras primero, tercero y sexto.

Activa *mula*, *uddiyana* y ligeramente *jalandhara bandha*. Estimula *samana vayu*.

Aplicaciones terapéuticas. Esta postura ayuda con los pies planos, reduce la ansiedad y mejora la postura. También puede ser útil para reducir el dolor lumbar.

Consejos útiles. Si los isquiotibiales están tensos o el equilibrio es un problema, coloca un bloque debajo de cada mano, justo debajo de cada hombro. Para ayudar a alinear y activar la pierna de atrás, coloca el pie en una pared o apóyalo en una silla a la altura de la cadera.

POSTURA DEL ÁGUILA:
GARUDASANA

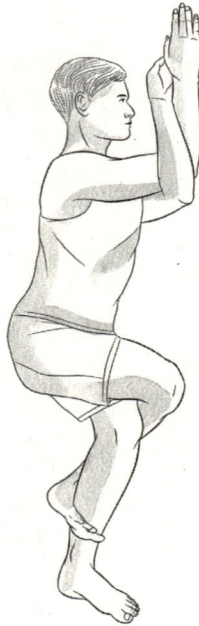

Descripción general. Aunque el significado sánscrito de esta postura se traduce al español como "águila", el *garuda* es una criatura mítica parecida a un pájaro, la montura o vehículo (*vahana*) del Señor Vishnu, el arquetipo de la sostenibilidad. Esta postura nos enseña nuestra capacidad para mantenernos firmes en momentos difíciles o adversos.

Cómo hacerla. Desde la postura de la silla, lleva las manos a las caderas y desplaza el peso sobre el pie izquierdo, extendiendo la pierna derecha hacia un lado. Mantén los ojos fijos en un punto mientras cruzas la pierna derecha sobre la izquierda, apoyando el pie derecho contra la pierna izquierda o enganchándolo alrededor del tobillo izquierdo. Estira los brazos en posición de "T" y luego dobla el codo derecho hacia dentro de modo que la cara quede alineada con la palma derecha. Ahora envuelve el brazo izquierdo por debajo del codo derecho. Luego lleva los dorsos de las manos a tocarse o las palmas a tocarse. Quédate aquí o empieza a doblarte hacia adelante por las caderas. Mueve los codos por delante de las rodillas y deja que los omóplatos se separen. Para salir de esta postura, sigue abrazando la parte interior de los muslos, contrae la parte inferior del abdomen y utiliza la mirada para ayudarte a volver a la posición erguida.

Beneficios. Físicamente, la postura del Águila fortalece los tobillos, las pantorrillas, las rodillas, los cuádriceps, la cara interna de los muslos y el abdomen. Estira los glúteos, los hombros y los músculos situados entre los omóplatos, conocidos como romboides.

Energéticamente, esta postura mejora el enfoque, la concentración, la voluntad y la perseverancia. Aumenta el *agni* y trabaja los chakras primero, tercero, cuarto y sexto, y abre la puerta trasera de todos los chakras cuando practicamos la variante de la flexión hacia adelante.

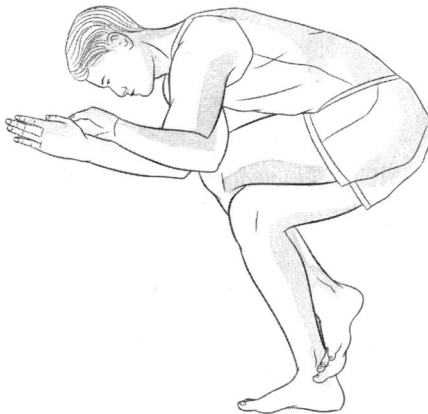

Activa *mula, uddiyana* y *jalandhara bandha*. Estimula *samana vayu*.

Aplicaciones terapéuticas. Ayuda con los pies planos y la ciática, reduce el dolor lumbar, alivia el asma y la congestión en los pulmones, y ayuda a la digestión.

Consejos útiles. Dependiendo de la anatomía de tu cuerpo, podrás o no enganchar el pie que está en el piso. Como alternativa, apoya el pie derecho en un bloque debajo de los dedos. Si tienes los hombros tensos, sujétate con una toalla entre las manos. También puedes intentar esta postura con el asiento contra la pared para ayudarte con cualquier problema de equilibrio.

POSTURAS EN CUATRO PUNTOS

Como bípedos, no estamos acostumbrados a pasar mucho tiempo sobre las manos y las rodillas o sobre las manos y los pies, pero reorientar nuestra relación con el suelo tiene importantes beneficios. Este grupo de posturas evoca la alegría de nuestro niño interior y el sigilo de nuestros antepasados cuadrúpedos, y al mismo tiempo proporciona alivio a la zona lumbar.

POSTURA DE LA VACA:
BITILASANA

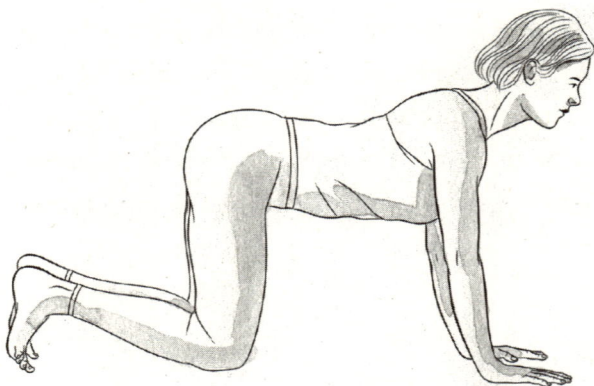

Descripción general. Este estiramiento suave y terapéutico es beneficioso para la mayoría de las personas, en especial para las mujeres
embarazadas o para quienes sufren dolor lumbar. Se basa en una sensación de juego y tranquilidad. Normalmente, esta postura se realiza
junto con la postura del Gato (ver la página 228).

Cómo hacerla. Apoyado en el suelo con las manos y las rodillas,
alinea las muñecas bajo los hombros y las rodillas bajo las caderas.
Separa los dedos cómodamente y presiona las yemas de las manos.
Al inhalar, lleva el centro del pecho hacia adelante, levantando la
mirada y los huesos de la cintura. Mantén los omóplatos alejados de
las orejas y la nuca alargada.

Beneficios. Físicamente, la postura de la Vaca fortalece los músculos a lo largo de la columna vertebral y los músculos abdominales
inferiores. Estira las muñecas y fortalece las manos, los antebrazos y la

parte superior del cuerpo. Añade movilidad a la columna vertebral y estira suavemente el torso y la parte delantera del cuello.

Energéticamente, esta postura activa la inhalación, que es inspiradora y energizante. Estimula el cuarto chakra y abre toda la parte frontal del cuerpo, fomentando una sensación de extroversión y conexión con los demás.

Realiza un ligero *mula bandha* para invertir el flujo de *apana*; aumenta el *prana vayu*. Realiza el *vajroli mudra* para alargar la parte posterior del cuerpo.

Aplicaciones terapéuticas. Excelente para las mujeres embarazadas para ayudar a crear espacio en el vientre y aliviar las molestias lumbares; ayuda con la escoliosis leve, corrige la mala postura (cifosis) y estimula el hígado y los riñones.

Consejos útiles. Esta postura se suele hacer en tándem con la postura del Gato (ver página 228), que crea una meditación en movimiento suave y fluido. La postura de la Vaca es una excelente introducción al *vinyasa*, o movimiento consciente basado en la respiración. Si tienes las rótulas sensibles, coloca una manta doblada bajo las rodillas. Si tienes sensibilidad en las muñecas, inténtalo sobre los antebrazos o con una cuña debajo de las manos. Si utilizas una cuña, coloca la parte más alta de la cuña debajo del talón de la mano y la parte más baja de la cuña debajo de los dedos.

POSTURA DEL GATO:
MARJARYASANA

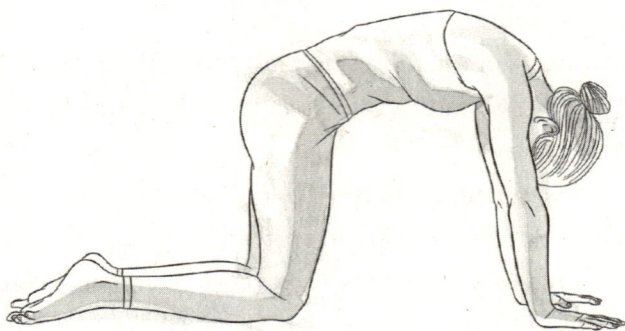

Descripción general. Al igual que su homóloga, la postura de la Vaca, la del Gato es una postura sencilla y apropiada para casi cualquier practicante. Como su nombre indica, esta postura evoca nuestra naturaleza furtiva y felina al estirar con gracia toda la parte posterior del cuerpo y llevar nuestra atención hacia el interior.

Cómo hacerla. De manos y rodillas, alinea las muñecas bajo los hombros y las rodillas bajo las caderas. Separa los dedos cómodamente y presiona las yemas de las manos. Inhala y, al exhalar, lleva el ombligo hacia la columna, redondeando la parte superior de la espalda y metiendo el coxis. Deja caer la cabeza hacia el suelo y estírate entre los omóplatos.

Beneficios. Físicamente, la postura del Gato estira los músculos de la columna vertebral, los romboides y la nuca. Estira las muñecas y fortalece las manos, los antebrazos y la parte superior del cuerpo. Mejora la digestión al masajear los órganos digestivos.

Energéticamente, esta postura activa la exhalación, que es calmante y tranquilizadora. Abre las puertas traseras de todos los chakras, especialmente el segundo, tercero, cuarto y quinto, induciendo un estado de introspección y conexión hacia el interior.

Engancha *mula, uddiyana* y *jalandhara bandha*, o *treta bandha*. Aumenta el *samana vayu*.

Aplicaciones terapéuticas. Excelente para mujeres embarazadas para ayudar a crear espacio en el vientre y aliviar las molestias lumbares; ayuda con la escoliosis leve, corrige la mala postura (lordosis, o curvatura excesiva de la columna hacia dentro), ayuda con el estreñimiento.

Consejo útil. Esta postura se suele hacer junto con la postura de la Vaca (ver página 226). Inhala: Vaca. Exhala: Gato.

POSTURA DEL TIGRE:

VYAGHRASANA

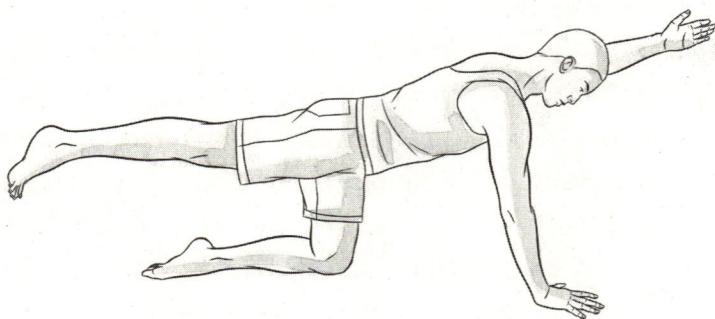

Descripción general. Como un tigre que se despierta de la siesta, esta postura estira las extremidades opuestas del cuerpo. Ayuda a crear simetría en el cuerpo y destreza en la mente, manteniéndonos equilibrados, firmes y alerta.

Cómo hacerla. Desde las manos y las rodillas, estira la pierna derecha hacia atrás a la altura de la cadera, manteniendo los cinco dedos de los pies apuntando hacia el suelo. Extiende el brazo izquierdo hacia adelante junto a la oreja con las puntas de los dedos apuntando hacia la pared que tienes frente a ti. Lleva el ombligo hacia la columna y fija la mirada en un punto situado un poco por delante de ti. Inhala y exhala completamente.

Beneficios. Físicamente, esta postura fortalece los isquiotibiales, los glúteos, los abdominales y los músculos de la columna vertebral. Ayuda a crear simetría en el cuerpo y hace trabajar simultáneamente ambos hemisferios cerebrales.

Desde el punto de vista energético, la postura del Tigre aumenta la concentración y la paciencia. Actúa sobre los chakras tercero y sexto.

Ejerce ligeramente *mula bandha*, *uddiyana bandha* y *jalandhara bandha*. Estimula *samana vayu*.

Aplicaciones terapéuticas. Excelente para mujeres embarazadas, alivia el dolor de la escoliosis, reduce el dolor lumbar, alivia la ansiedad, estimula la digestión.

Consejos útiles. Si tienes las rótulas sensibles, coloca una manta debajo de las rodillas. Si tienes los hombros tensos, aleja el brazo extendido de la oreja o dobla el codo en posición de cactus.

POSTURA DEL PERRO MIRANDO HACIA ABAJO:
ADHO MUKHA SVANASANA

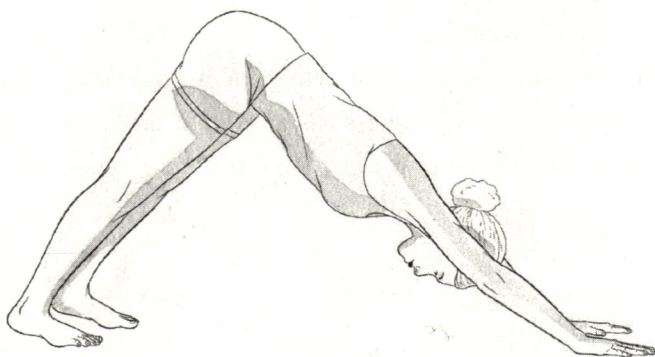

Descripción general. Esta postura imita a nuestros amigos peludos enviando la cola hacia el cielo e inclinando la cabeza hacia el suelo, creando un profundo estiramiento general del cuerpo. Al igual que en las posturas de la Vaca y del Gato, en el Perro Mirando Hacia Abajo nuestras manos se convierten en nuestros pies. Esta postura cambia nuestra perspectiva del mundo que nos rodea y modifica poderosamente nuestra conciencia interior.

Cómo hacerla. Desde la postura del Gato, lleva las manos de 3 a 5 centímetros por delante de los hombros. Enrosca los dedos de los pies en el tapete. Presiona firmemente las manos contra el suelo, levanta las caderas y aléjate del suelo. Empieza a estirar las piernas lo mejor que puedas sin perder la longitud de la columna. Alinea los talones detrás de la parte más ancha de los pies y suelta los talones hacia el suelo. Endereza los codos, relaja la cabeza y el cuello, e inhala y exhala completamente.

Beneficios. Físicamente, esta postura estira los isquiotibiales, las pantorrillas, los pies, la cintura escapular y las muñecas. Ayuda a aliviar la tensión en el cuello y fortalece los cuádriceps y la parte superior del cuerpo. También es una inversión suave, por lo que aporta flujo sanguíneo al cerebro.

Desde el punto de vista energético, el Perro Mirando Hacia Abajo abre las puertas traseras de todos los chakras, pero se centra específicamente en el primero, el quinto y el sexto de estos centros energéticos. Nos ayuda a mantener los pies en la tierra y nos permite ver las cosas desde una nueva perspectiva. Esta postura ayuda a liberar la energía inconsciente alojada en la parte posterior de las piernas. Puede ayudar a calmar la mente, aliviar el estrés y reducir la ansiedad.

Realiza *uddiyana* y *jalandhara bandha* para facilitar el movimiento de la energía hacia la coronilla. Realiza el *ashvini mudra* para alargar la columna vertebral. Aumenta el *udana vayu*.

Aplicaciones terapéuticas. Esta postura ayuda con el síndrome del túnel carpiano y alivia los dolores de cabeza, el insomnio, el dolor de espalda y la fatiga. Puede ayudar a reducir la hipertensión y el asma, alivia los pies planos y es útil para la ciática y la sinusitis. El Perro Mirando Hacia Abajo también puede ser terapéutico para discos comprimidos o abultados ya que crea tracción en la columna vertebral y el cuello.

Consejos útiles. Si tus isquiotibiales están tensos, separa los pies a una distancia mayor que la de las caderas o dobla ambas rodillas para que la columna pueda alargarse. Si tus hombros están tensos, separa las manos a una distancia ligeramente superior a la de los hombros y dirije las puntas de los dedos hacia las esquinas del tapete. Si tienes lesiones en las muñecas o los hombros, o te cansas en la postura del Perro Mirando Hacia Abajo, prueba con la Postura del Niño, *Balasana*, como alternativa: baja las rodillas al suelo y mueve el asiento hacia atrás, hacia los talones. Apoya el vientre en los muslos, los codos en el suelo y la frente en el tapete. Descansa aquí, permitiendo que el peso de tu cuerpo se libere hacia el suelo.

POSTURA DE LA PLANCHA:
PHALAKASANA

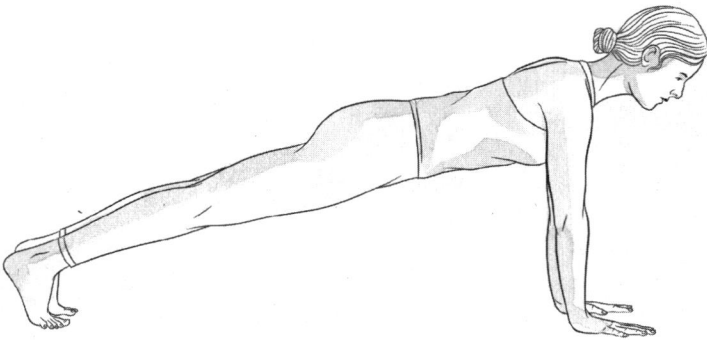

Descripción general. Esta postura nos enseña cómo construir resiliencia a través de un núcleo fuerte mientras aprovechamos el libre flujo de la respiración. Nos recuerda lo capaces que somos de superar los retos y que la claridad suele llegar cuando nos mantenemos presentes ante ellos.

Cómo hacerla. Desde la postura del Perro Mirando Hacia Abajo, desplaza el peso hacia adelante para que los hombros se alineen con las muñecas y las caderas con los hombros. Levanta la parte superior de los muslos y mantén la mirada fija en el borde delantero del tapete. Estira los talones hacia la pared de detrás mientras llevas el centro del pecho hacia adelante, hacia la pared de enfrente. Levanta el ombligo hacia la columna y ensancha las clavículas. Inhala y exhala completamente.

Beneficios. Físicamente, esta postura fortalece los cuádriceps, el suelo pélvico, los músculos abdominales inferiores, los oblicuos, los antebrazos y la parte superior del cuerpo. Estira las muñecas.

Desde el punto de vista energético, la postura de la Plancha crea *tapas*. Trabaja sobre el tercer chakra, generando una sensación de voluntad, coraje y autoafirmación. También ayuda a tonificar el suelo pélvico para fortalecer *mula bandha*.

Activa *mula* y *uddiyana bandha*. Aumenta *samana vayu*.

Aplicaciones terapéuticas. La postura de la Plancha puede ayudar a reducir el dolor lumbar al fortalecer el tronco. Ayuda a aumentar el metabolismo y puede contribuir a reducir la obesidad.

Consejos útiles. Si no puedes mantener esta postura sin que se hunda la parte baja de la espalda o sin forzar la respiración, baja las rodillas al suelo. Si tienes una lesión en la muñeca, baja los antebrazos al suelo. Coloca un bloque entre los muslos para despertar los músculos de las piernas.

POSTURA DEL BASTÓN EN CUATRO PUNTOS:
CHATURANGA DANDASANA

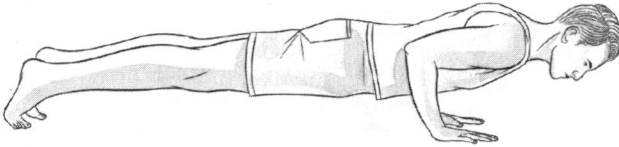

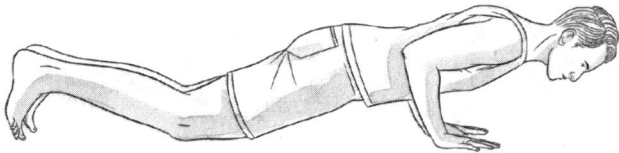

Descripción general. Esta postura se practica a menudo en transición, intercalada entre la postura de la Plancha y la del Perro Mirando Hacia Arriba, comúnmente conocida como *vinyasa*. Rara vez se realiza por sí sola. La postura del Bastón en Cuatro Puntos tiende a practicarse rápidamente, sin prestar atención a la alineación, lo que conduce a lesiones. Cuando se realiza correctamente, esta postura no solo fortalece el tronco y la parte superior del cuerpo, sino que también nos enseña a colaborar. Reclutando varios grupos musculares para que trabajen juntos en armonía, aprendemos a ser eficientes con nuestra energía e intencionados con nuestro cuerpo.

Cómo hacerla. Desde la postura de la Plancha, desplaza el peso un poco hacia adelante, hacia las puntas de los pies, sin dejar caer las caderas. Mantén la mirada hacia adelante, hacia el borde delantero del tapete, y dobla los codos hacia atrás, manteniendo la parte superior de los hombros levantada del suelo. Baja todo el cuerpo hacia el tapete hasta que los hombros se junten con los codos. Sigue levantando la parte interior de los muslos y lleva el ombligo hacia la columna vertebral. Acerca los omóplatos entre sí y aléjalos de las orejas. Permanece en esta posición y respira.

Beneficios. Físicamente, la postura del Bastón en Cuatro Puntos fortalece las piernas, el tronco, los brazos y la parte superior del cuerpo.

Energéticamente, esta postura desarrolla la tenacidad, la disciplina y la fuerza interior. Estimula el tercer chakra, avivando el fuego interior de la voluntad y la transformación.

Engrana *mula* y ligeramente *uddiyana bandha*. Estimula *samana vayu*.

Aplicaciones terapéuticas. Excelente para fortalecer y estabilizar la cintura escapular; ayuda a reducir el letargo y la depresión leve.

Consejos útiles. Si tus caderas y tronco se hunden por debajo de los hombros, baja las rodillas al suelo para apoyar la parte inferior del abdomen. Coloca un bloque debajo de la parte inferior del abdomen como apoyo y para alinear la cintura escapular. Coloca un bloque entre los muslos para activar las piernas.

FLEXIONES DE ESPALDA

Nuestros cuerpos están condicionados a inclinarse hacia adelante, hacia lo que vemos. Muchos de nosotros pasamos buena parte del día agachados sobre el escritorio, mirando el teléfono o tomando el volante del coche. Flexionar la espalda es una forma poderosa de contrarrestar las malas posturas y movernos hacia el espacio que no vemos. Las flexiones de espalda abren el camino del *rajas*, que es energizante, edificante y motivador. Nos exponen al mundo exterior, lo que puede hacernos sentir vulnerables y liberados al mismo tiempo. Las flexiones de espalda también pueden ayudarnos a conectar con las emociones que afloran en el corazón: apertura, compasión, sensibilidad y amor incondicional.

POSTURA DE LA COBRA BEBÉ:
BHUJANGASANA

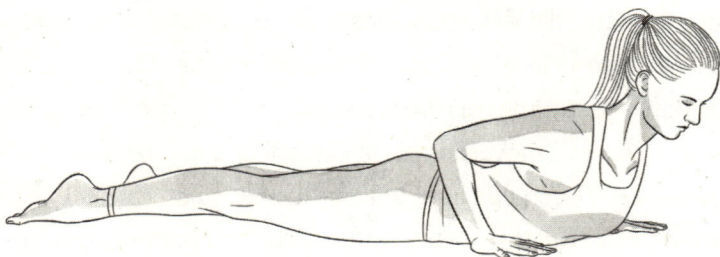

Descripción general. Aunque existen muchas versiones de la postura de la Cobra, esta es la más segura y terapéutica para la zona lumbar. Aumenta la fuerza y la flexibilidad para que, como una serpiente, desarrollemos movilidad, sigilo y gracia.

Cómo hacerla. Recuéstate bocabajo, mirando al suelo, y coloca las manos a ambos lados del pecho y separa bien los dedos. Estira los dedos de los pies hacia la pared de detrás y presiona las diez uñas contra el suelo. Al inhalar, levanta el pecho, el cuello y la cabeza del suelo. Levanta la parte interior de los muslos hacia el techo y relaja los glúteos. Mantén los omóplatos alejados de las orejas y alarga la nuca. Inhala y exhala suavemente.

Beneficios. Físicamente, la postura de la Cobra Bebé fortalece los isquiotibiales, los glúteos y los músculos a lo largo de la columna vertebral. Estira el abdomen, los pulmones, el pecho y los hombros. *Bhujangasana* también estimula los órganos digestivos.

Desde el punto de vista energético, esta postura es edificante y estimulante. Activa el cuarto chakra, aumentando nuestra capacidad de experimentar la compasión, la conexión y el amor incondicional. Esta postura también libera la respiración y ayuda a activar la inhalación.

Realiza un ligero *mula bandha* y *jalandhara bandha* para mantener la alineación del cuello. Realiza el *vajroli mudra* para favorecer la longitud de la columna vertebral. Aumenta el *prana vayu*.

Aplicaciones terapéuticas. Puede ayudar en casos de depresión leve, asma, malas posturas y escoliosis.

Consejos útiles. Coloca un bloque entre los tobillos o la parte interior de los muslos para ayudar a alinear las piernas. Evita esta postura si tienes sensibilidad en las muñecas.

POSTURA DEL PERRO MIRANDO
HACIA ARRIBA:
URDVA MUKHA SVANASANA

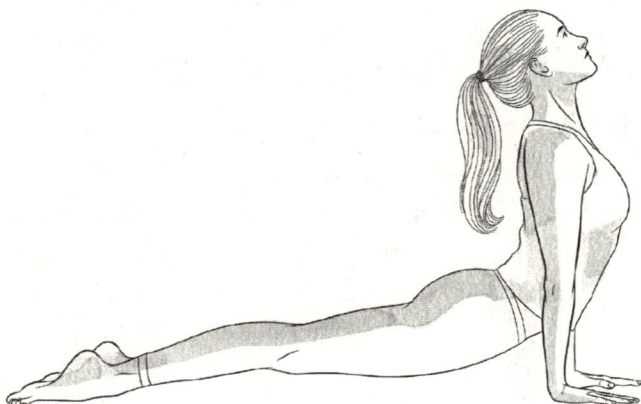

Descripción general. Aunque esta postura se practica a menudo como parte de la serie del Saludo al Sol, existen muchos beneficios al practicarla de forma independiente. Al abrir el espacio en el centro del pecho y elevar la mirada hacia el cielo, esta postura crea libertad a medida que el corazón nos despierta a la inteligencia infinita.

Cómo hacerla. Desde la postura de la Cobra Bebé, desliza las manos hacia abajo unos centímetros en dirección a la cintura. Presiona las manos firmemente contra el suelo y estira los codos, levantando las rodillas, los muslos, las caderas y el vientre del suelo. Gira los omóplatos hacia atrás y hacia abajo, alejándolos de las orejas. Levanta la parte interior de los muslos y lleva la parte inferior del abdomen hacia la columna vertebral. Mira hacia el techo, manteniendo la nuca larga.

Beneficios. Físicamente, la postura del Perro Mirando Hacia Arriba estira los cuádriceps, los flexores de la cadera, el abdomen, el pecho, los hombros y la garganta. Fortalece la parte superior del cuerpo y estimula los órganos digestivos.

Desde el punto de vista energético, esta postura favorece la inhalación y nuestra capacidad de respirar plenamente. Activa fuertemente el cuarto chakra, fomentando una cualidad de conexión externa, sensibilidad emocional, compasión y amor.

Realiza *mula bandha* y *vajroli mudra*. Aumenta el *prana vayu*.

Aplicaciones terapéuticas. Puede aliviar la depresión leve, la cifosis (redondeo de la espalda hacia adelante) y la digestión lenta.

Consejos útiles. Mantente en la postura de la Cobra Bebé si tienes algún problema en las muñecas o en la zona lumbar. Coloca un bloque entre los muslos para crear más espacio en la zona lumbar.

POSTURA DE LA LANGOSTA VOLADORA:
SALABHASANA

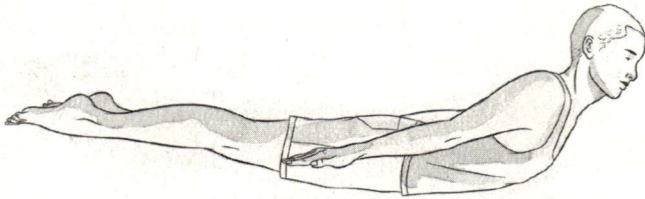

Descripción general. A menudo denominada "postura del superhéroe" por los niños, la postura de la Langosta Voladora aprovecha el superpoder de nuestra resistencia a la gravedad. A la vez que crea libertad en el pecho y los hombros, esta postura es un humilde recordatorio del poder de esa fuerza descendente y de la fuerza que necesita toda nuestra espalda para moverse contra ella.

Cómo hacerla. Recuéstate bocabajo, mirando al suelo, y extiende los brazos a lo largo del cuerpo con las palmas hacia abajo. Apoya la frente en el suelo y presiona la parte superior de los pies. Al inhalar, levanta el pecho, el cuello y la cabeza del suelo. A continuación, estírate hacia atrás a través de los dedos de los pies y levanta las piernas desde la parte interior de los muslos. Ahora levanta las manos del suelo. Alarga el coxis hacia los talones. Acerca el centro del pecho a la pared que tienes frente a ti. Alinea los omóplatos en la espalda, mantén larga la nuca. Permanece en esta posición e inhala y exhala.

Beneficios. Físicamente, la postura de la Langosta Voladora fortalece los isquiotibiales, los glúteos y la espalda. Abre los hombros, el pecho y los muslos. Ayuda a corregir las malas posturas y estimula la digestión. Además, el fortalecimiento de la espalda ayuda a crear espacio para que los órganos funcionen correctamente.

Desde el punto de vista energético, esta postura abre el cuarto chakra, que rige nuestras emociones y nos permite sentir compasión por los demás. También ayuda a construir nuestro sentido de la autonomía mediante el fortalecimiento de los músculos a lo largo de la columna vertebral, lo que nos ayuda a mantenernos erguidos. Por último, esta postura facilita una columna vertebral larga, lo que, energéticamente, nos permite sentir el canal central de la columna vertebral o *brahma nadi*.

Aplica *mula bandha* y *vajroli mudra*. Realiza un ligero *jalandhara bandha* para mantener la longitud en la nuca. Estimula el *prana vayu*.

Aplicaciones terapéuticas. Alivia la fatiga, la indigestión, las lumbalgias y la escoliosis.

Consejos útiles. Coloca un bloque entre los muslos para ayudar a crear más espacio en la zona lumbar. Para abrir los hombros, practica esta postura juntando los dedos detrás de ti en la parte baja de la espalda.

POSTURA DEL ARCO:
DHANURASANA

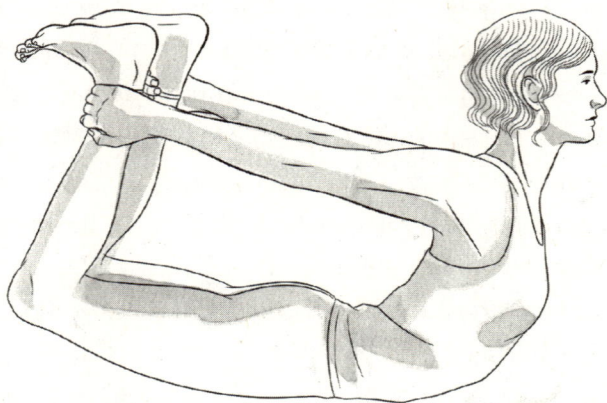

Descripción general. Como el arco que ayuda a una flecha a alzar el vuelo, esta postura ayuda a liberar el espíritu individual en el centro del pecho, conocido como *jiva atman*. Cuando el *jiva* se libera, sentimos la conexión con todos los seres.

Cómo hacerla. Desde la postura de la Langosta Voladora, flexiona ambas piernas y agárrate de los tobillos o de los dedos de los pies. Presiona las espinillas hacia atrás y empieza a levantar del suelo la parte interior de los muslos, el torso y el pecho. Alarga el coxis hacia los talones y mantén la nuca larga. Inhala y exhala en el pecho.

Beneficios. Físicamente, esta postura estira los cuádriceps, los flexores de la cadera, el abdomen, el pecho, los hombros y los bíceps. Fortalece los glúteos y los isquiotibiales y estimula los órganos digestivos.

Energéticamente, la postura del Arco abre el cuarto chakra. Al abrir tan significativamente la parte delantera del cuerpo, aumenta la calidad del *rajas*, que es la energía que nos despierta y nos proyecta hacia el futuro.

Realiza *mula bandha* y *vajroli mudra*. Estimula el *prana vayu*.

Aplicaciones terapéuticas. Estimula la digestión, puede ayudar a impulsar el metabolismo, combate la depresión, ayuda a aliviar la congestión de las vías respiratorias superiores y el asma.

Consejos útiles. Si tienes los cuádriceps o los flexores de la cadera tensos, prueba esta postura con el torso pegado al suelo. Si tienes sensibilidad en los hombros, mantén los brazos pegados al cuerpo o practica sujetándote los pies con una correa.

POSTURA DEL PUENTE:
SETU BANDHA SARVANGASANA

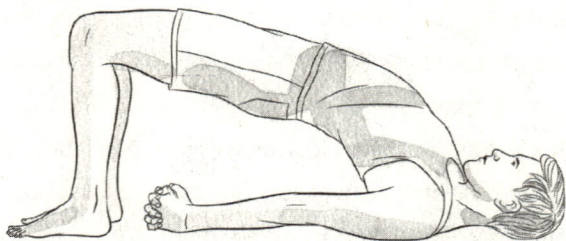

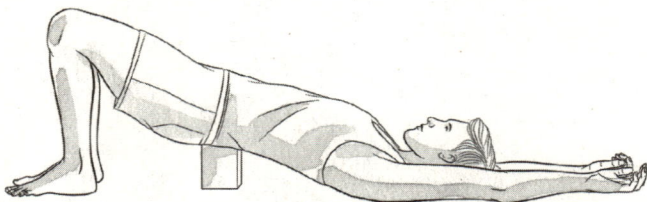

Descripción general. Como una vitamina diaria, esta postura ayuda a reforzar nuestro sistema inmunológico y a regular nuestros niveles de energía cuando se realiza con regularidad. Estira los músculos tensos y fortalece los débiles, creando un efecto armonioso en el cuerpo, la mente y el sistema nervioso.

Cómo hacerla. Desde la postura del Descanso Constructivo (ver página 289), coloca los brazos a lo largo del cuerpo y los pies en posición paralela. Mete los talones hasta que casi toquen las puntas de los dedos. Inhala y levanta las caderas del suelo, presionando el montículo del dedo gordo del pie. Entrelaza los dedos de las manos por debajo, acerca los omóplatos y junta las palmas de las manos hasta que se toquen. Aleja la barbilla del pecho mientras levantas el pecho hacia la barbilla.

Beneficios. Físicamente, esta postura es muy similar a la de la Langosta Voladora, ya que fortalece los isquiotibiales, los glúteos y la espalda, además de apoyar los cuádriceps. Abre los hombros, el pecho, los muslos y los flexores de la cadera y ayuda a corregir las malas posturas. Esta postura también estimula los órganos abdominales, los pulmones y la glándula tiroides.

Energéticamente, esta postura abre el cuarto chakra. Es energizante, libera la respiración y puede ayudar a curar la depresión leve.

Activa *mula* y *jalandhara bandha* y *vajroli mudra*. Estimula *prana vayu*.

Aplicaciones terapéuticas. Esta postura puede ser útil para aliviar el asma, la hipertensión, la osteoporosis y la sinusitis, y es útil en las afecciones postnatales. Regula el timo y la glándula tiroides. Cuando se realiza con un bloque bajo el sacro, esta postura puede ayudar a aliviar los trastornos menstruales.

Consejos útiles. Coloca un bloque entre los muslos para ayudar a crear espacio en la zona lumbar. Si tienes los hombros tensos, mantén los brazos junto al cuerpo o agárrate a los bordes exteriores del tapete. Para una opción más reparadora, coloca un bloque o un cojín grueso debajo del sacro.

POSTURA DEL CAMELLO:
USTRASANA

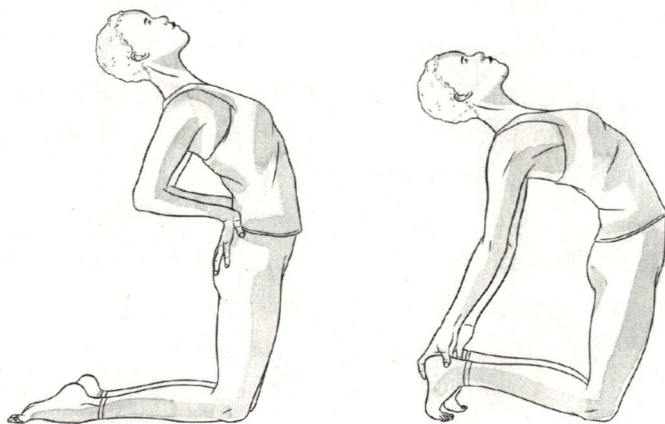

Descripción general. La postura del Camello, una de las más intensas para abrir el pecho, da un impulso natural al estado de ánimo y al nivel de energía. No solo libera espacio en el pecho, sino que también libera la respiración y el *jiva* (el espíritu individual), creando una sensación de expansión y liberación.

Cómo hacerla. Desde una posición de rodillas, alinea las caderas directo sobre las rodillas y los hombros sobre las caderas. Coloca las manos en la parte baja de la espalda, con las puntas de los dedos apuntando hacia el pecho o hacia el suelo. Contrae la parte inferior del abdomen y levanta el pecho alejándolo del ombligo como si tuvieras un hilo jalando del esternón hacia el techo. Apoya los dedos de los pies en el suelo. Alcanza los talones con las puntas de los dedos, manteniendo las caderas apiladas sobre las rodillas. Mantén la nuca larga y respira.

Beneficios. Físicamente, la postura del Camello estira los cuádriceps, los flexores de la cadera, el pecho, los hombros y la garganta. Fortalece la parte posterior de las piernas y los músculos de la
columna vertebral, y al mismo tiempo estimula las glándulas suprarre-
nales, los riñones y los órganos digestivos. También ayuda a corregir
las malas posturas.

Desde el punto de vista energético, la *Ustrasana* mejora el estado de ánimo y refuerza la resistencia. Estimula los chakras cuarto
y quinto, aumentando nuestra confianza y nuestra capacidad para
conectar con el mundo exterior, comunicando nuestra verdad con
amor y compasión.

Realiza *mula* y ligeramente *jalandhara bandha* para mantener la
nuca larga. Realiza *vajroli mudra*. Estimula *prana vayu*.

Aplicaciones terapéuticas. Ayuda en casos de cifosis, asma, depresión leve, dolor de cuello y lumbalgia. Indicado para mujeres durante
el embarazo.

Consejos útiles. Coloca una manta bajo las rodillas si tienes las rótulas sensibles. Coloca un bloque entre los muslos para ayudar a activar
mula bandha. Coloca un almohadón grande o bloques en las pantorrillas para salvar la distancia entre los pies y las manos y mantener
la flexión dorsal en la columna torácica.

INVERSIONES

Dos de las inversiones más comunes en el yoga —la postura del Parado de Cabeza y la postura del Parado sobre Hombros— se denominaban tradicionalmente el rey y la reina de todas las posturas porque fomentan la unión de Shakti, la fuerza divina femenina en la base de la columna, con Shiva, la conciencia pura en la coronilla. Cuando estas dos fuerzas convergen, se produce el yoga. Las inversiones nos llevan a lo desconocido, nos sacan de nuestra zona de confort y nos introducen en nuestros miedos, lo que nos ayuda a ver el mundo y a nosotros mismos desde una nueva perspectiva.

POSTURA DEL DELFÍN:
SALAMBA SIRSASANA

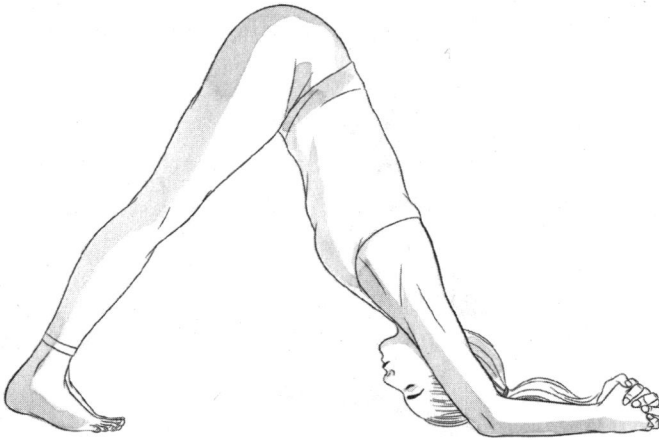

Descripción general. Al igual que la postura del Perro Mirando Hacia Abajo, esta postura es una inversión suave. Es una preparación útil para la postura del Parado de Cabeza, con muchos de los mismos beneficios y no tantos de los factores de riesgo. Si te sientes estancado, prueba esta postura para cambiar tu forma de percibir el mundo.

Cómo hacerla. De manos y rodillas, baja cada antebrazo hacia el suelo para alinear los codos justo debajo de los hombros. Entrelaza los dedos y presiona los antebrazos y la parte exterior de las muñecas contra el suelo mientras doblas los dedos de los pies contra el tapete. Levanta las caderas, alejándolas del suelo, y acerca ligeramente los pies, hacia la cara. Quédate y respira, dejando que la cabeza y el cuello se relajen hacia el suelo.

Beneficios. Físicamente, esta postura abre las pantorrillas, los isquiotibiales y los hombros. Fortalece la parte superior del cuerpo y la espalda y ayuda a llevar sangre al cerebro, aumentando la agudeza mental.

Energéticamente, la postura del Delfín nos ayuda a ver las cosas desde una nueva perspectiva. Estimula los chakras cuarto, quinto y sexto, facilitando la liberación del corazón, la comunicación clara y la concentración mental.

Consejo energético: al salir de la postura, haz una pausa y siéntate sobre los talones, sintiendo la inversión de los pasajes ascendente y descendente. Como dos ríos que convergen, estos pasajes se encuentran en el centro del pecho, liberando el *jiva atman*, el espíritu individual que nos conecta con todas las cosas.

Activa *mula bandha*, *uddiyana bandha* y *ashvini mudra*. Estimula *udana vayu*.

Aplicaciones terapéuticas. Alivia los dolores de cabeza leves, la fatiga, la sinusitis y la depresión leve.

Consejos útiles. Si tienes sensibilidad en los hombros o la tensión arterial alta o baja, practica la postura de Piernas a la Pared. (consulta la página 291).

POSTURA DEL PARADO DE CABEZA:
SIRSASANA

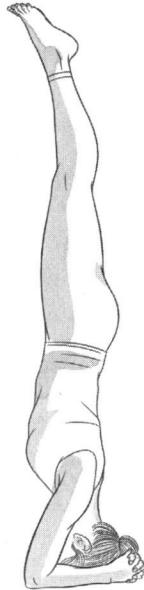

Descripción general. Tradicionalmente conocida como la "reina de todas las posturas", la postura del Parado de Cabeza abre el chakra de la coronilla, que es el centro de energía que nos conecta con la inteligencia infinita. Aunque la práctica de la postura de la cabeza conlleva muchos factores de riesgo, puede cambiar poderosamente nuestra mente, cuerpo y conciencia cuando se realiza de forma segura. Al invertir nuestra relación con la Tierra, *Sirsasana* también invierte el flujo de gravedad en nuestro cuerpo y cambia nuestra forma de relacionarnos con el mundo y con nosotros mismos.

Cómo hacerla. Desde la postura del Delfín, baja las rodillas al suelo. Cambia la posición de la cabeza, de modo que la coronilla toque el suelo. Entrelaza los dedos detrás de la cabeza y presiona los antebrazos contra el suelo, levantando los hombros hacia arriba, lejos de las orejas. Acerca los pies a la cara todo lo que puedas. Dobla una rodilla y luego la otra hacia el pecho. Levanta el coxis y empieza a extender lentamente las piernas hacia el techo, presionando con las puntas de los pies y llevando los dedos hacia atrás. Permanece ahí y respira todo el tiempo que puedas sin esforzarte. Toma en cuenta que no debes practicar esta postura por primera vez sin la orientación de un profesor o un experto, sobre todo si padeces alguna dolencia preexistente en el cuello, los hombros o la tensión arterial.

Beneficios. Físicamente, la postura del Parado de Cabeza fortalece las piernas, el suelo pélvico, el abdomen y la espalda y abre el pecho y los hombros. Esta postura estimula las glándulas pituitaria y pineal en el cerebro y mejora la digestión, y al mismo tiempo ayuda a mejorar la circulación linfática y el flujo sanguíneo venoso hacia el corazón. También puede reducir la hinchazón de pies y tobillos.

Desde el punto de vista energético, *Sirsasana* nos transporta a nuestros miedos y nos ayuda a cambiar de perspectiva. Estimula los chakras sexto y séptimo, aprovechando las cualidades de la perspicacia y la innovación, y al mismo tiempo fomenta nuestra conexión con la inteligencia ilimitada.

Activa *mula, uddiyana* y *jalandhara bandha.* Estimula *udana vayu.*

Aplicaciones terapéuticas. Alivia dolores de cabeza, sinusitis, asma, insomnio, infertilidad, edema y depresión leve; útil para afecciones postnatales.

Consejos útiles. Practica junto a la pared para mantener el equilibrio. Si tienes alguna lesión en el cuello, practica la postura del Delfín o, como alternativa, coloca dos o tres bloques debajo de cada hombro

y flexiona los codos para que queden alineados debajo de cada hombro. Coloca las manos delante de los bloques y separa bien los dedos.
Levanta un pie cada vez para que las piernas queden contra la pared
o hacia el techo.

POSTURA DE LA VELA:
SARVANGASANA

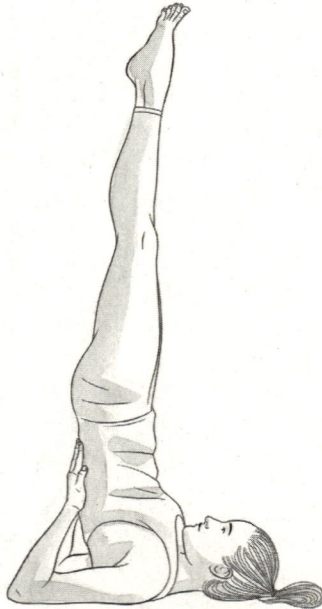

Descripción general. Tradicionalmente conocida como la "reina de todas las posturas", la postura de la Vela se menciona en muchos textos clásicos de yoga, incluyendo el *Siva Samhita* y el *Hatha Yoga Pradipika*. Esta postura puede inducir un profundo estado de *pratyahara*, o retraimiento de los sentidos, cuando se domina.

Cómo hacerla. Tumbado boca arriba, extiende los brazos a lo largo del cuerpo con las palmas hacia abajo. Inhala y, al exhalar, usa los músculos abdominales para levantar las piernas de modo que los pies toquen el suelo por detrás. Dobla los dedos de los pies hacia abajo y levanta las caderas separándolas de los hombros. Junta los omóplatos y dobla los codos, apoyando las palmas de las manos en la parte superior de la espalda. Levanta una pierna hacia el techo y luego la otra, presionando con las puntas de los pies y llevando los dedos hacia atrás. Quédate aquí y respira.

Beneficios. Físicamente, la postura de la Vela fortalece las piernas y el tronco. Estira y sostiene la espalda, estira los hombros y la nuca, ayuda a regular la glándula tiroides y favorece la digestión. También ayuda a mejorar la circulación linfática y el flujo sanguíneo venoso hacia el corazón. También puede ayudar a reducir la hinchazón de pies y tobillos.

Desde el punto de vista energético, esta postura reduce la ansiedad y calma el sistema nervioso al estimular los nervios parasimpáticos de la nuca. Ayuda a inducir el *pratyahara*, o retraimiento de los sentidos, llevándonos a un profundo estado de quietud e introspección. La postura sobre los hombros estimula los chakras quinto y sexto, facilitando nuestra capacidad para estar en silencio, comunicarnos con claridad y desarrollar la perspicacia, la intuición y la visión superior.

Activa *mula*, *uddiyana* y *jalandhara bandha*. Aumenta *udana vayu*.

Aplicaciones terapéuticas. La postura de la Vela reduce la ansiedad, la hipertensión y las varices. Alivia los desequilibrios tiroideos, el insomnio y los edemas, y puede aliviar los síntomas de la menopausia.

Consejos útiles. Coloca una manta plana y doblada debajo de los hombros para crear más espacio en la nuca. Si tienes sensibilidad en el cuello, evita esta postura y practica en su lugar la postura Piernas a la Pared (ver página 291).

POSTURA DEL ARADO:

HALASANA

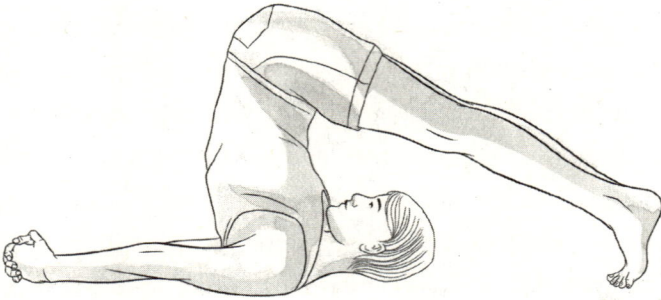

Descripción general. Como forma física, la postura del Arado es como la postura del Bastón (ver página 237), pero invertida 180 grados. Evoca las mismas cualidades que la flexión hacia adelante sentado, con la ventaja añadida de la inversión. Esta postura puede provocar profundas respuestas físicas, mentales y energéticas que conducen a un profundo estado de conciencia cuando se realiza con seguridad.

Cómo hacerla. Desde los hombros, flexiona las caderas y deja que los pies bajen hacia el suelo por encima de la cabeza. Mantén los dedos de los pies enroscados en el suelo. Levanta el coxis hacia el techo y suelta las manos y los codos hacia el suelo. Junta los omóplatos y entrelaza los dedos, haciendo que las palmas de las manos se toquen, de modo que los brazos estén firmemente apoyados en el suelo. Levanta el pecho hacia la barbilla y la barbilla lejos del pecho. Quédate aquí y respira.

Beneficios. Físicamente, la postura del Arado estira los isquio-tibiales, la zona lumbar, la parte superior de la espalda y la nuca. También extiende el pecho, los hombros y la parte superior de los brazos. Esta postura fortalece el abdomen y los músculos a lo largo de la columna vertebral. También regula la glándula tiroides.

Energéticamente, esta postura es calmante y refrescante. Activa los chakras primero y quinto, creando una profunda liberación en el in-consciente a través de los isquiotibiales, mientras cultiva un espacio interno de silencio para una comunicación clara y desenfrenada en la garganta.

Activa *mula, uddiyana* y *jalandhara bandha*. Aumenta *udana vayu.*

Aplicaciones terapéuticas. Esta postura alivia el dolor lumbar, el dolor de cabeza, la fatiga, el insomnio y la sinusitis. Ayuda a aliviar los síntomas de la menopausia y a mantener la regulación tiroidea.

Consejos útiles. Si sientes tensión en la nuca, coloca una manta cuidadosamente doblada debajo de la parte superior de la espalda para crear más espacio en la columna cervical. Coloca una correa o un cin-turón alrededor de la parte superior de los brazos para evitar que los codos se separen. Coloca un almohadón o una silla debajo de los dedos de los pies si tus isquiotibiales están tensos. Si tienes alguna lesión en la columna cervical, practica Postura de la Pinza Sentada (consulta la página 286) en su lugar.

TORSIONES SENTADAS

Las torsiones en posición sentada no solo ayudan a la digestión y a mantener sana la columna vertebral, sino que también ayudan a expulsar la sangre vieja de los órganos y a que entre sangre fresca. Esta acción de exprimir y remojar nos limpia y desintoxica y nos permite desprendernos de lo que ya no nos sirve para despertar nuevas posibilidades.

POSTURA DEL MEDIO SEÑOR DE LOS PECES:
ARDHA MATSYENDRASANA

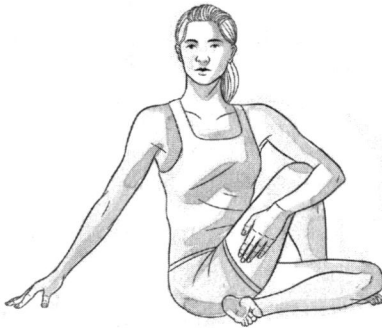

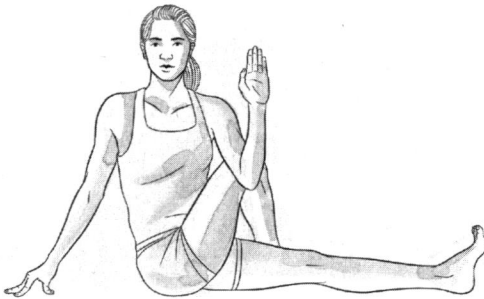

Descripción general. Según el *Hatha Yoga Pradipika* (1.26-27), esta postura está destinada a destruir muchas enfermedades. Aunque la ciencia moderna podría discutirlo, esta postura mantiene la columna vertebral fuerte, alineada y alargada. Los antiguos yoguis consideraban que la integridad de la columna vertebral era un indicador de buena salud, ya que favorece el flujo de la respiración y la energía vital.

Cómo hacerla. Desde la postura del Bastón (ver página 237), dobla la pierna derecha y cruza el pie derecho sobre la pierna izquierda, de modo que la planta del pie derecho quede en el suelo por fuera del hueso izquierdo de la cintura. Abre el muslo izquierdo hacia la izquierda y coloca el pie izquierdo en la parte exterior de la cadera derecha. Echa la raíz hacia abajo de manera uniforme a través de ambos huesos de la cintura. Abraza la rodilla derecha con el brazo izquierdo. Al inhalar, estira el brazo derecho hacia el techo. Al exhalar, baja el brazo hacia atrás, apoyando las puntas de los dedos en el suelo. Alarga la columna al inhalar y gira alrededor del eje de la columna al exhalar, manteniendo el pecho levantado y los omóplatos moviéndose hacia dentro y hacia la espalda. Permite que la coronilla de la cabeza se alargue hacia el techo a medida que se hunde uniformemente en los dos huesos de la cintura.

Beneficios. Físicamente, esta postura fortalece los oblicuos, los músculos abdominales y la espalda. Estira los rotadores externos de las caderas y la cintura escapular. La postura favorece la digestión al masajear los órganos internos y, como una esponja, comprime y rellena suavemente los discos intervertebrales, lo que prolonga y mejora la salud de la columna vertebral. Energéticamente, esta postura estimula el tercer chakra, que fortalece y promueve la transformación. Estimula el *agni*, el fuego digestivo de la conversión que nos ayuda a metabolizar los alimentos y a procesar nuestros pensamientos y sentimientos. Esta postura también puede ayudar a liberar la energía estancada, eliminando la sangre de los órganos e introduciendo sangre fresca y energía renovada.

Activa *mula*, *uddiyana* y *jalandhara bandha*. Estimula *samana vayu*.

Aplicaciones terapéuticas. Alivia el estreñimiento, la digestión lenta, el asma, la ciática, la escoliosis y los dolores lumbares.

Consejo útil. Si tienes las caderas tensas y la columna redondeada, siéntate sobre una manta o mantén la pierna inferior extendida hacia fuera para conseguir más longitud en la columna.

POSTURA DE ESTIRAMIENTO DEL GATO:
JATHARA PARIVARTANASANA

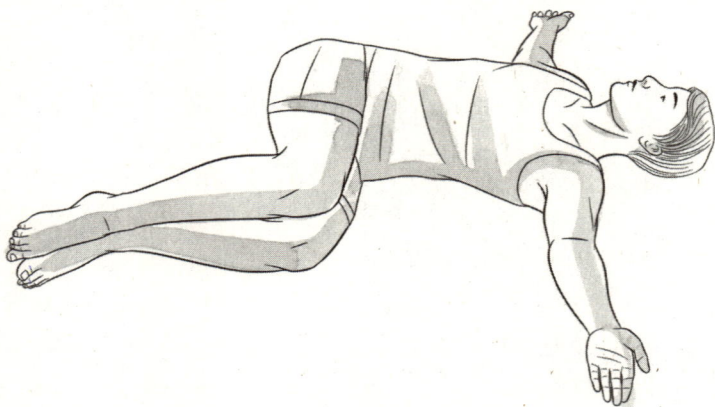

Descripción general. Esta postura calmante y terapéutica es excelente para regular el sistema nervioso, aliviar el dolor lumbar y aprender el arte de la rendición. Una vez que entres en la forma de la postura, permite que la postura haga el trabajo por ti.

Cómo hacerla. Desde la postura de Descanso Constructivo (ver página 289), lleva los pies hacia dentro de modo que queden justo debajo de las rodillas. Abre los brazos en forma de "T" y alinea las muñecas con los hombros. Inhala y levanta las caderas, desplázalas hacia la derecha un par de centímetros y vuelve a bajarlas. Levanta los pies del suelo y déjalos caer hacia la izquierda de modo que formes un ángulo recto con las caderas, las rodillas y los tobillos. Sujeta la parte superior del muslo derecho con la mano izquierda para mantener las piernas apiladas y mantén la mirada hacia el techo o sobre el brazo derecho.

Beneficios. Físicamente, esta postura estira el exterior de las caderas, la banda iliotibial (IT), los isquiotibiales, la zona lumbar, el pecho y los hombros. Ayuda en el proceso digestivo al masajear los órganos digestivos.

Desde el punto de vista energético, la postura del Estiramiento del Gato trabaja sobre el tercer chakra para ayudar a avivar el fuego digestivo. Es una postura relativamente pasiva que nos conecta con nuestra energía femenina más lunar.

Engancha ligeramente *jalandhara bandha*. Estimula *samana vayu*.

Aplicaciones terapéuticas. Alivia la escoliosis, el dolor lumbar, la fatiga y el estreñimiento y alivia el dolor de la osteoporosis.

Consejos útiles. Coloca una manta entre las rodillas si te aprietan las caderas. Coloca una manta debajo del brazo extendido si tus hombros están tensos. Para un estiramiento más profundo de los isquiotibiales y la parte exterior de las caderas, mantén las piernas estiradas.

ABRIDORES DE CADERA SENTADOS

Esta categoría de posturas estimula el segundo chakra, regido por el elemento agua. El agua da lugar al gusto, los sentimientos, la creatividad, la sensualidad y la sexualidad. Dado que las caderas son el almacén energético de nuestras emociones no procesadas, las posturas de apertura profunda de caderas pueden liberar sentimientos reprimidos cuando las mantenemos durante un largo periodo de tiempo. Al liberar esta región del cuerpo, nos permitimos experimentar nuestros sentimientos más plenamente, lo que nos ayuda a mostrarnos más íntegros.

POSTURA DE LA PALOMA RECLINADA:
SUPTA KAPOTASANA

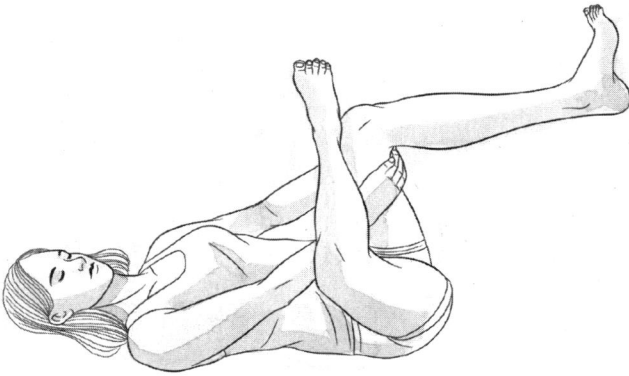

Descripción general. Este profundo estiramiento libera nuestras caderas y espalda baja, lo que conduce a una mayor facilidad y movilidad general. Al localizar nuestra conciencia en un único punto de sensación, entramos en la fase de *dharana*, concentración relajada.

    Cómo hacerla. Desde la postura de Descanso Constructivo (ver página 289), cruza el tobillo derecho sobre el muslo izquierdo. Flexiona el pie derecho para activar los músculos que rodean la articulación de la rodilla. Entrelaza los dedos detrás del muslo izquierdo y levanta el pie izquierdo del suelo, acercando suavemente el muslo izquierdo hacia ti mientras alejas conscientemente el muslo derecho de tu cuerpo. Quédate aquí y respira, descansando tu conciencia en la zona donde tienes la sensación en el cuerpo.

    Beneficios. Físicamente, *Supta Kapotasana* estira los isquiotibiales, la parte externa de las caderas y el músculo piriforme.

Energéticamente, esta postura calma el sistema nervioso y relaja la mente. Estimula el segundo chakra, liberando las emociones no procesadas, lo que estimula la creatividad, la sensualidad y la sexualidad.

Engancha ligeramente *jalandhara bandha*. Estimula *apana* y *vyana vayu*.

Aplicaciones terapéuticas. Alivia el dolor lumbar y la ciática; adecuado para practicantes embarazadas en su primer y segundo trimestre.

Consejos útiles. Si no puedes alcanzar la parte posterior de la pierna con las manos, usa una correa o baja el pie hasta el suelo o apóyalo contra una silla.

POSTURA DE LA MARIPOSA:
BADDHA KONASANA

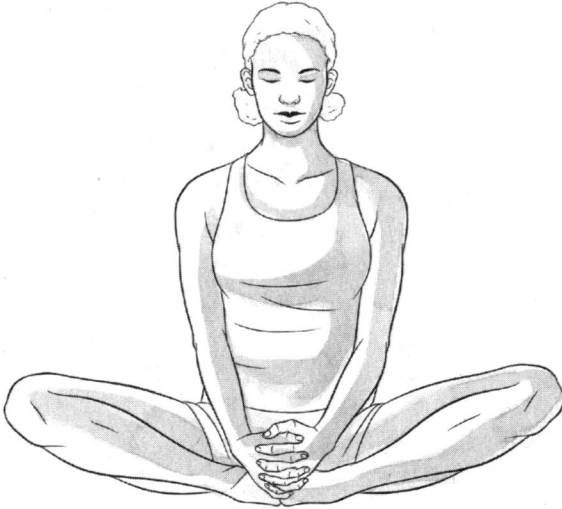

Descripción general. Esta postura, a menudo denominada "postura del Zapatero", la adoptan habitualmente los zapateros y otros artesanos de India. Debido a que la población occidental está acostumbrada a sentarse en sillas, encontrar comodidad en la postura de la Mariposa puede ser un reto. Además de proporcionar un estiramiento profundo de las caderas, nos enseña a encontrar la gracia en situaciones incómodas.

Cómo hacerla. Desde la postura del Bastón (ver página 237), junta las plantas de los pies y separa bien las rodillas. Acomoda las nalgas para que te sientes sobre los huesos de la cintura y no sobre el coxis. Inhala y alarga la columna vertebral. Al exhalar, comienza a girar las caderas hacia adelante, manteniendo la columna larga y los hombros alejados de las orejas. Continúa respirando hasta llegar a la postura: inhala, alarga; exhala, profundiza.

Beneficios. Físicamente, esta postura estira las rodillas, la cara interna de los muslos, la cara externa de las caderas y la zona lumbar.

A través del alargamiento de la inhalación y la profundización de la exhalación, aprendemos a guiarnos por la respiración y no por el ego. Desde el punto de vista energético, la postura de la Mariposa enseña las cualidades de la reflexión profunda y la contemplación. Esta postura estimula el segundo chakra, cultivando las cualidades de fluidez, flexibilidad, sexualidad y sensualidad.

Activa *mula bandha, uddiyana bandha* y *jalandhara bandha*. Realiza el *ashvini mudra*. Estimula *apana* y *vyana vayu*.

Aplicaciones terapéuticas. Esta postura alivia las molestias menstruales y la ciática. Alivia el dolor lumbar y los síntomas de la menopausia, estimula los órganos reproductores y aumenta la energía sexual.

Consejos útiles. Si tienes las caderas o la zona lumbar tensas, coloca una manta debajo de los huesos de la cintura. Si tienes sensibilidad en las rodillas, coloca un bloque debajo de cada rodilla.

POSTURA DEL ASIENTO PLACENTERO:
SUKHASANA

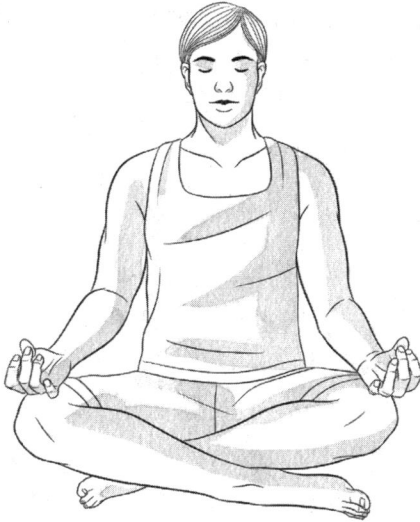

Descripción general. La postura del Asiento Placentero se utiliza con mayor frecuencia para la meditación y la contemplación. La palabra sánscrita *sukha* se traduce como "dulzura" o "facilidad". Aunque esta postura puede no ser inherentemente fácil para todos los cuerpos, en nuestro acercamiento a la postura se cosechan los beneficios más significativos. El Asiento Placentero nos recuerda que el camino hacia la alegría es la alegría misma.

Cómo hacerla. Desde la postura del Bastón (ver la página 237), gira el muslo derecho y coloca el pie derecho hacia la ingle. Gira el muslo izquierdo y coloca el pie izquierdo delante del derecho, sentado con las piernas cruzadas. Acomoda las nalgas para que te sientes sobre los huesos y no sobre el coxis. Ahora permite que el torso se alargue de forma natural alejándose de la pelvis, utilizando los músculos abdominales para sostener la parte baja de la espalda y los músculos a lo largo de la columna vertebral para sostener la parte superior de la espalda. Relaja la parte superior de los hombros y siente cómo la cabeza y el cuello flotan de forma natural sobre la columna vertebral. Apoya las manos en las rodillas y relaja los músculos faciales.

Beneficios. Físicamente, el Asiento Placentero estira las caderas y las rodillas, fortalece los músculos a lo largo de la columna vertebral, tonifica los músculos abdominales y favorece una buena postura.

Desde el punto de vista energético, el Asiento Placentero nos ayuda a sentirnos enraizados, firmes y tranquilos, todo al mismo tiempo. Es una postura excelente para realizar ejercicios de respiración y otras prácticas contemplativas. Abre los chakras segundo y sexto y el canal central que conecta la conciencia inferior y superior, conocido como *sushumna nadi*.

Activa *mula bandha*. Estimula *apana* y *vyana vayu*.

Aplicaciones terapéuticas. Alivia el dolor lumbar, ayuda con la perimenopausia y la menopausia, reduce la tensión en la mente.

Consejos útiles. Si tienes las caderas o la zona lumbar tensas, coloca una manta o un cojín debajo de los huesos de la cintura. Si tienes las rodillas sensibles, coloca un bloque debajo de cada rodilla.

POSTURA DE LA PALOMA REAL:
EKA PADA KAPOTASANA

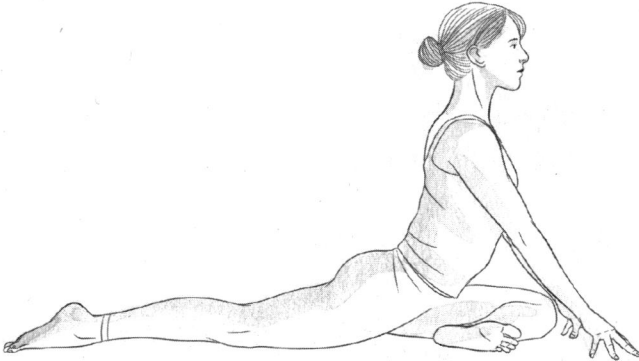

Descripción general. La postura de la Paloma Real libera profundamente las capas de tensión que se acumulan en el cuerpo físico y sutil. Se centra en la parte externa de las caderas y en el músculo psoas, ambos responsables de estabilizar y conectar la parte superior e inferior del cuerpo. Cuando nos entregamos a esta postura, creamos una sensación de desahogo interior, liberándonos para sentir, respirar y ser.

Cómo hacerla. Desde la postura del Perro Mirando Hacia Abajo, inhala y levanta la pierna derecha hacia arriba y hacia atrás. Al exhalar, dobla la rodilla derecha hacia el pecho. Flexiona el pie derecho y baja el tobillo, la espinilla y la rodilla entre las manos. Mantén los dedos de los pies doblados hacia abajo y presiona con las manos en el suelo para levantar las caderas del tapete, llevando la cadera derecha hacia atrás y la cadera izquierda hacia adelante. Despliega los dedos de los pies e inhala mientras contraes el bajo vientre, levantando el pecho y la mirada hacia el techo. Al exhalar, baja el torso hacia el suelo, bajando la cabeza al tapete o a un bloque.

Beneficios. Físicamente, la postura de la Paloma Real estira los tobillos, los cuádriceps, el psoas, la cara interna de los muslos, la cara externa de las caderas y la espalda.

Desde el punto de vista energético, esta postura ayuda a reducir la tensión mental. Trabaja sobre el segundo chakra, liberando la energía emocional y sexual para ayudar a aumentar la creatividad y nuestra conexión sensorial con el mundo. También ayuda a liberar la respiración al estirar el músculo psoas.

Activa ligeramente *jalandhara bandha*. Estimula *apana* y *vyana vayu*.

Aplicaciones terapéuticas. Alivia el dolor lumbar, trata los trastornos urinarios, mejora la postura, ayuda a aliviar los síntomas de la perimenopausia y la menopausia y alivia la ciática.

Consejos útiles. Coloca un cojín o una almohada debajo del torso para obtener una variación más terapéutica. Si tienes sensibilidad en los tobillos, las rodillas o las caderas, practica en su lugar la postura de la Paloma Reclinada. Si las caderas no están en el suelo, coloca una toalla enrollada o un cojín debajo del hueso de la cintura para levantarlo.

POSTURA DEL TRONCO DE FUEGO:
AGNISTAMBHASANA

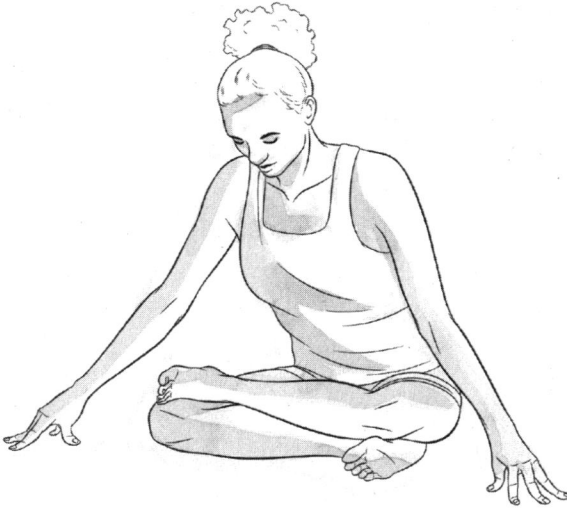

Descripción general. La postura del Tronco de Fuego se dirige a los rotadores externos profundos de las caderas, que ayudan a estabilizarnos. Debido a que esta forma produce una respuesta física tan intensa en el cuerpo, nos enseña a descansar en la conciencia de lo que estamos sintiendo sin juicio ni manipulación. A medida que nos hacemos más conscientes de nuestras sensaciones, estas cambian y se disuelven en la conciencia misma.

Cómo hacerla. Desde la postura de la Mariposa, sujeta el pie derecho con ambas manos y coloca suavemente el tobillo derecho encima del muslo izquierdo. Coloca la espinilla derecha sobre la izquierda para que los tobillos y las rodillas queden alineados justo uno encima del otro. Ancla los huesos de la cintura en el suelo mientras alargas la columna hacia el techo. Permanece aquí o comienza a doblarte hacia adelante sobre las piernas, profundizando el estiramiento en la parte exterior de las caderas.

Beneficios: Físicamente, la postura del Tronco de Fuego estira las rodillas, la cara interna de los muslos, la cara externa de las caderas y la zona lumbar.

Desde el punto de vista energético, esta postura ayuda a reducir la tensión mental. Trabaja sobre el segundo chakra, liberando la energía emocional y sexual para ayudar a aumentar la creatividad y nuestra conexión sensorial con el mundo.

Activa *mula bandha*. Estimula *apana* y *vyana vayu*.

Aplicaciones terapéuticas. Alivia el dolor lumbar, ayuda a aliviar los síntomas de la perimenopausia y la menopausia, y alivia la ciática.

Consejos útiles. Si tienes las caderas o la zona lumbar tensas, coloca una manta o un cojín debajo de los huesos de la cintura. Si tienes las rodillas sensibles, coloca un bloque debajo de la rodilla superior o practica la postura de la Paloma Reclinada (consulta la página 269).

FLEXIONES HACIA ADELANTE SENTADO

Aunque un número cada vez mayor de seres humanos permanece sentado durante la mayor parte del día, no necesariamente sabemos cómo sentarnos de un modo saludable para nuestra columna vertebral y nuestros órganos. Esta categoría de posturas nos enseña a mantener la columna alineada, la respiración equilibrada y los órganos espaciosos en posición sentada. Desde el punto de vista energético, las flexiones hacia adelante abren la parte posterior del cuerpo, lo que activa el paso de *tamas*, la parte tranquila y pacificadora de nuestro organismo. También estiran profundamente los isquiotibiales, que almacenan energéticamente gran parte de nuestros patrones y creencias limitantes. Por esta razón, las flexiones hacia adelante sentados son una forma profunda de cerrar la práctica física. Ayudan activamente a liberarnos de las ataduras, haciendo que nuestra mente pase del mundo exterior y sensorial a un espacio interno y tranquilo de conciencia pura.

POSTURA DEL BASTÓN:
DANDASANA

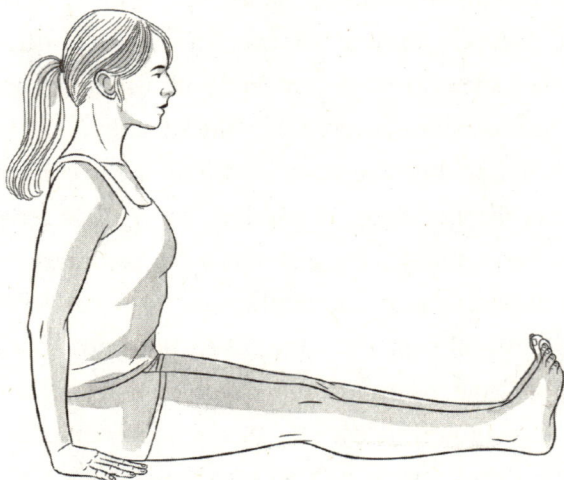

Descripción general. La postura del Bastón es a las posturas sentadas lo que la postura de la Montaña es a las posturas de pie. En el caso de la postura del Bastón, los huesos de la cintura son como nuestros pies, que nos anclan y enraízan a la Tierra, mientras que la columna se eleva hacia el cielo. Practicar la postura del Bastón todos los días no solo fortalece el tronco y estabiliza la columna vertebral, sino que también nos capacita para sostenernos desde el centro de nuestro ser, estableciendo un sentido de autonomía, individuación y conexión con el potencial puro.

Cómo hacerla. Desde una posición sentada, extiende ambas piernas hacia adelante. Ajusta las nalgas para que te sientes sobre los huesos de la cintura y no sobre el coxis. Contrae los cuádriceps y separa los dedos de los pies. Alarga la columna hacia el techo, colocando la caja torácica sobre la pelvis y los hombros sobre la caja torácica. Mantén las manos a lo largo del cuerpo y crea espacio a lo largo de las clavículas, suavizando la parte superior de los hombros y alejándolos de las orejas. Deja que la cabeza y el cuello floten libremente sobre la columna vertebral.

Beneficios. Físicamente, la postura del Bastón fortalece las piernas, el tronco y la parte superior de la espalda. Estira las pantorrillas, los isquiotibiales, el pecho y los hombros.

Energéticamente, esta postura es a la vez enraizadora y liberadora. Al equilibrar uniformemente la parte delantera y trasera del cuerpo, esta postura nos lleva a *satva guna*. Activa los chakras primero y tercero, creando firmeza, estabilidad y autodeterminación desde el interior. La postura del Bastón ayuda a posicionar la columna vertebral, lo que también alinea energéticamente los dos canales centrales que la recorren: *sushumna* y *brahma nadis*. Estimular estos canales facilita tanto la manifestación como la trascendencia.

Realiza *mula* y ligeramente *uddiyana bandha*. Realiza el *ashvini mudra* para alargar la parte delantera del cuerpo. Estimula *apana vayu*.

Aplicaciones terapéuticas. La postura del Bastón fortalece el tronco, lo que puede ser útil para niños con problemas de procesamiento sensorial. También corrige las malas posturas, trata la osteoporosis y otras deficiencias óseas y alivia las dolencias lumbares.

Consejos útiles. Si tus músculos isquiotibiales o lumbares están tensos, coloca una manta o un cojín debajo del asiento. Si tus isquiotibiales están muy restringidos, dobla las rodillas.

POSTURA DEL SAUCE:
JANUSIRSASANA

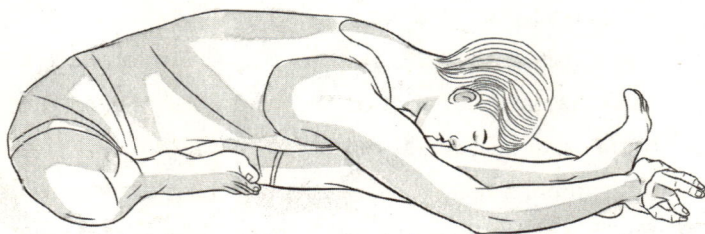

Descripción general. Aunque la traducción inglesa de esta postura es "de la cabeza a la rodilla", en realidad estamos alargando el ombligo hasta la rodilla y la cabeza hasta la espinilla. Esta postura profundamente liberadora abre toda la parte posterior del cuerpo a la vez que proporciona un ligero giro sobre la pierna extendida. Es purificadora y reponedora y nos ayuda a soltarnos conforme nos adentramos en la esencia de nuestro ser.

Cómo hacerla. Desde la postura del Bastón, dobla la pierna derecha y gira externamente el muslo derecho para abrirlo, colocando la planta del pie derecho en la parte interna del muslo izquierdo. Inhala y alarga la columna, girando el torso sobre la pierna izquierda extendida. Al exhalar, flexiona las caderas, manteniendo el bajo vientre contraído, la columna larga y los hombros alejados de las orejas. Continúa respirando en la postura, alargando al inhalar y profundizando sobre la pierna extendida al exhalar. Finalmente, apoya el abdomen en el muslo, la frente en la espinilla y las manos alrededor del pie de la pierna extendida si puedes.

Beneficios. Físicamente, la postura del Sauce estira los isquiotibiales, la cara interna de los muslos, la cara externa de las caderas, la zona lumbar, la parte superior de la espalda y la nuca. Favorece la digestión y facilita la exhalación al comprimir suavemente el diafragma hacia arriba.

Desde el punto de vista energético, la postura del Sauce libera el patrón inconsciente que se bloquea en la parte posterior de las piernas. Estimula el primer chakra, creando una conexión firme y sólida con la Tierra, facilitando una sensación de libertad para soltar y dejar ir con la exhalación. Esta postura nos ayuda a desintoxicarnos, tanto física como energéticamente, de lo que ya no nos sirve. Abrir el paso de *tamas* también calma y aquieta la mente, fomentando una profunda conexión hacia el interior.

Activa *mula, uddiyana* y *jalandhara bandha.* Realiza el *ashvini mudra* para alargar la parte delantera del cuerpo. Estimula *apana vayu.*

Aplicaciones terapéuticas. La postura del Sauce alivia la escoliosis, el dolor lumbar, las molestias menstruales y los síntomas de la menopausia. Esta postura también puede aliviar los dolores de cabeza, la ansiedad y la fatiga y mejorar la digestión.

Consejos útiles. Si tus isquiotibiales o los músculos lumbares están tensos, coloca una manta o un cojín debajo del asiento. Si tus manos no llegan al pie, coloca una correa o un cinturón alrededor de la planta del pie extendido y continúa alargando a través de la columna vertebral, mientras doblas la pierna extendida.

POSTURA DEL ÁNGULO ABIERTO:
UPAVISTA KONASANA

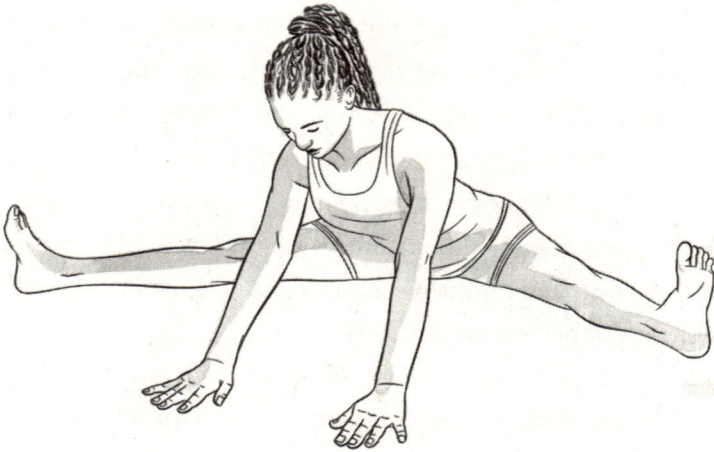

Descripción general Esta postura puede ser profundamente liberadora o desafiante, dependiendo de tu anatomía y constitución únicas. La postura del Ángulo Abierto a veces puede obligarnos a enfrentar nuestras limitaciones, provocando frustración y desánimo. Al renunciar a nuestras expectativas y aceptar nuestra propia amplitud de movimiento, podemos abrirnos a la gracia de la satisfacción y la autoaceptación en esta postura.

Cómo hacerla. Desde la postura del Bastón, abre bien las piernas en forma de "V". Ajusta la parte inferior de los muslos para que te inclines por la pelvis y no por la cintura. Coloca las manos detrás o delante en el suelo. Al inhalar, alarga la columna vertebral reafirmando el vientre y levantando el pecho. Al exhalar, dóblate hacia adelante, bajando el torso hacia el suelo.

Beneficios. Físicamente, la postura del Ángulo Abierto estira las pantorrillas, los isquiotibiales, la cara interna de los muslos y la zona lumbar. Fortalece los músculos a lo largo de la columna vertebral y estimula los órganos abdominales.

Energéticamente, activa los chakras primero y segundo, creando fuerza y flexibilidad simultáneamente. Abrir el paso de *tamas* también calma y aquieta la mente, fomentando una profunda conexión hacia el interior.

Activa *mula*, *uddiyana* y *jalandhara bandha*. Realiza el *ashvini mudra* para alargar la parte delantera del cuerpo. Estimula *apana vayu*.

Aplicaciones terapéuticas. Alivia la artritis, la ciática y el dolor lumbar y ayuda a desintoxicar los riñones. Puede aliviar los dolores de cabeza, la ansiedad y la fatiga. Además, esta postura ayuda a tratar los problemas de la menopausia y las molestias menstruales, así como las molestias prenatales.

Consejos útiles. Si los isquiotibiales o los músculos lumbares están tensos, coloca una manta o un cojín debajo de los huesos de la cintura. Alternativamente, dobla las rodillas y coloca un pequeño rollo de manta o un bloque debajo de cada rodilla. Si sufres dolores lumbares intensos, prueba esta postura tumbado boca arriba, con los abdominales apoyados en la pared y la cabeza alejada de la misma, formando una amplia "V" con las piernas.

POSTURA DE LA PINZA SENTADA:
PASCHIMOTTANASANA

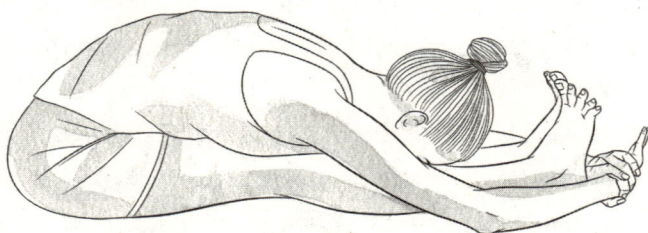

Descripción general. Al igual que la paz y la serenidad que emerge del sol poniente, la postura de la Pinza Sentada cultiva un estado de tranquilidad desde el interior. Abriendo la parte posterior del cuerpo y atrayendo nuestros sentidos hacia el interior, pasamos sin esfuerzo de un estado de hacer a un estado de ser. Esta postura nos lleva de la parte más activa y solar de la práctica al espacio receptivo, sutil y energético de la contemplación.

Cómo hacerla. Desde la postura del Bastón, inhala y alarga la columna. Al exhalar, flexiona las caderas, manteniendo el bajo vientre contraído, la columna larga y los hombros alejados de las orejas. Inhala y alarga la columna, levantando ligeramente el pecho y, al exhalar, libérate más profundamente en la postura. Continúa respirando hasta llegar a la postura. Si te resulta accesible, apoya el vientre en los muslos, la frente en las espinillas y las manos alrededor de las plantas de los pies.

Beneficios. Físicamente, la postura de la Pinza Sentada estira las pantorrillas, los isquiotibiales y toda la parte posterior del cuerpo, incluidas la parte superior de la espalda y la nuca. Estimula el hígado, los riñones, los ovarios y mejora la digestión.

Energéticamente, esta postura nos adentra en el *pratyahara*, la primera etapa del Yoga Real, que es el camino real que nos conduce en última instancia a un estado de trascendencia o *samadhi*. La postura de la Pinza Sentada activa los chakras primero y sexto, profundizando nuestra conexión con la Tierra y facilitando una profunda sensación de entrega. Al abrir el paso de *tamas*, esta postura activa las puertas traseras de todos los chakras, atrayéndonos hacia el lado sombrío de nuestro ser. Esto nos permite afrontar e integrar este lado sombrío en nuestra conciencia y nos ayuda a alcanzar la percepción y la conciencia.

Activa *mula*, *uddiyana* y *jalandhara bandha*. Realiza el *ashvini mudra* para alargar la parte delantera del cuerpo. Estimula *apana vayu*.

Aplicaciones terapéuticas. La postura de la Pinza Sentada alivia el dolor lumbar y ayuda a desintoxicar los riñones. Esta postura alivia el estrés y la ansiedad, así como los síntomas de la menopausia y las molestias menstruales. También ofrece alivio para los dolores de cabeza y la fatiga.

Consejos útiles. Si los músculos isquiotibiales o lumbares están tensos, coloca una manta o un cojín debajo del asiento. Enrolla una correa o un cinturón alrededor de la planta de los pies si necesitas un estiramiento más prolongado.

POSTURAS DE DESCANSO

Nuestra cultura moderna enfatiza de manera despropor-cionada las cualidades activadoras y de aumento del calor de esta práctica, pero hay otra parte integral del estado del yoga: la entrega. Como sociedad, a muchos no nos enseñan a relajarnos. Se nos enseña a ser productivos y orientados a objetivos, y a alcanzarlos a toda costa. La auténtica prác-tica del yoga es deshacer ese sistema de creencias. Es un desprendimiento de las capas de apegos, deseos y creencias limitantes que se acumulan con el tiempo para que final-mente podamos descansar en nuestra verdadera esencia. Las posturas restaurativas nos enseñan no solo a soltar, sino también a dejar ser.

POSTURA DEL DESCANSO CONSTRUCTIVO

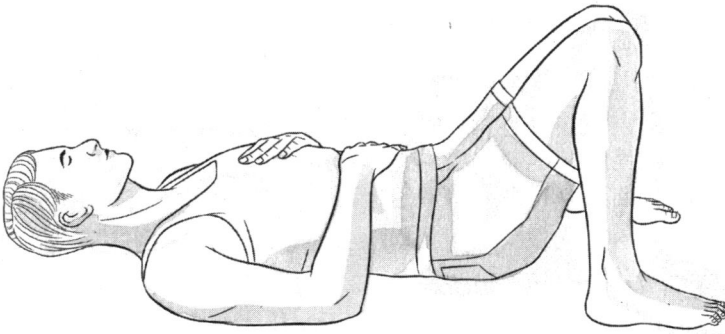

Descripción general. Puede resultar difícil pensar en tumbarse boca arriba como una práctica constructiva, pero los estudios demuestran que nuestra capacidad para descansar y reponer fuerzas afecta directamente a nuestra productividad. Esta postura recibió su nombre de la Técnica Alexander y fue adaptada por los yoguis como parte integral de la práctica. Es un buen lugar para empezar, terminar o apoyar tu práctica desde un espacio consciente e intencional.

Cómo hacerla. Túmbate boca arriba y flexiona las piernas, con los pies abiertos y las rodillas tocándose. Apoya los brazos a lo largo del cuerpo o sobre el torso, con una mano en el pecho y la otra en el vientre. Deja que el peso de tu cuerpo descienda hacia el apoyo del suelo. Relaja el vientre, el pecho, los hombros y los músculos faciales. Deja que la respiración suba y descienda por debajo de las manos de forma natural.

Beneficios. Físicamente, esta postura alinea la columna vertebral, calma el sistema nervioso y facilita una respiración completa.

Activa la respuesta nerviosa parasimpática, lo que reduce la presión arterial, desacelera las ondas cerebrales, mejora la digestión y desacelera el ritmo cardiaco.

Desde el punto de vista energético, esta postura es enraizante y calmante. Cuando nos tumbamos boca arriba, los músculos abdominales pueden relajarse, lo que favorece una respiración más profunda en el bajo vientre, que ayuda a calmar la mente. Es una postura valiosa para experimentar una respiración plena y completa, equilibrando la mente y las cualidades de *rajas* y *tamas*, y llevándonos a *satva guna*.

No hay *bandhas* comprometidos. Estimula *prana* y *apana vayu*.

Aplicaciones terapéuticas. Reduce la ansiedad, el dolor de cabeza, la fatiga, el dolor lumbar, las molestias menstruales y de la menopausia.

Consejo útil. Coloca una manta doblada debajo de la cabeza si tienes la barbilla más alta que la frente.

POSTURA DE PIERNAS A LA PARED:
VIPARITA KARANI

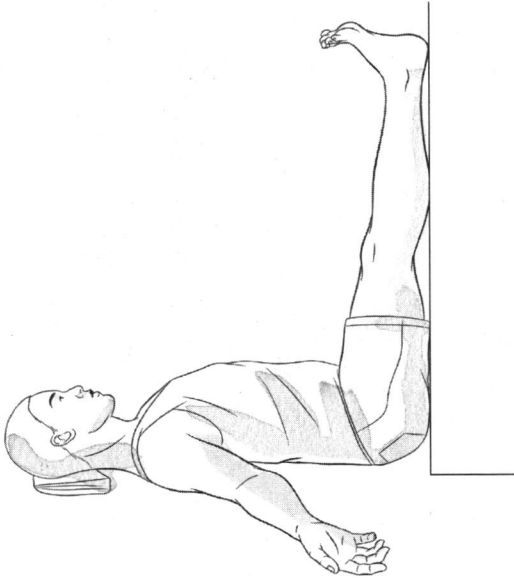

Descripción general. La traducción literal de esta postura es la "inversión" (*Viparita*) del "hacer" (*Karani*). Esta postura profundamente reparadora nos proporciona los beneficios no solo de invertirnos sin ejercer ninguna presión sobre el cuello o la cabeza, sino también de ser pasivos. Puede ser un regalo generoso que nos hacemos al final del día o después de viajar, poniendo literalmente los pies en alto e invirtiendo el flujo de la gravedad.

Cómo hacerla. Siéntate sobre una manta doblada con la cadera derecha pegada a la pared y el tapete perpendicular a esta. Coloca otra manta doblada en la parte superior del tapete para apoyar la cabeza.

Desliza el brazo izquierdo y el lado izquierdo del torso a lo largo del tapete y rueda sobre la espalda, dejando que la pierna derecha, seguida de la izquierda, floten contra la pared. Ajusta el sacro para que los huesos del asiento descansen contra la pared y el sacro se libere uniformemente en el apoyo de la manta. Desliza la manta doblada por debajo de la cabeza. Abre los brazos, con los codos doblados en un ángulo de 90 grados, las palmas hacia arriba y las puntas de los dedos relajadas. Descansa aquí, permitiendo que el peso de tu cuerpo se libere en el suelo durante un máximo de 10 minutos.

Beneficios. Físicamente, la postura de Piernas a la Pared libera la parte posterior de las piernas, la zona lumbar, el pecho, los hombros y la nuca. Devuelve la sangre desoxigenada al corazón y ayuda a reducir la hinchazón de los pies.

Desde el punto de vista energético, esta postura es calmante, tranquilizadora y profundamente reconstituyente. Activa los chakras quinto y sexto, facilitando un estado de silencio, introspección y visión interior. También nos ayuda a percibir el mundo desde una nueva perspectiva.

Activa *jalandhara bandha.* Estimula *apana vayu.*

Aplicaciones terapéuticas. La postura de Piernas a la Pared alivia edemas, varices, molestias menstruales y tobillos hinchados. Ayuda con el *jet lag* y el insomnio.

Consejos útiles. Colócate un cinturón o una correa alrededor de los muslos para mantener las piernas juntas. Coloca un cojín con peso en los pies para ayudar a liberar los huesos de los muslos en la cavidad de la cadera. Para abrir las caderas, junta las plantas de los pies y separa bien las rodillas. Si no tienes espacio en la pared, practica esta postura con un bloque debajo del sacro y las piernas hacia el techo.

POSTURA DEL CADÁVER:
SAVASANA

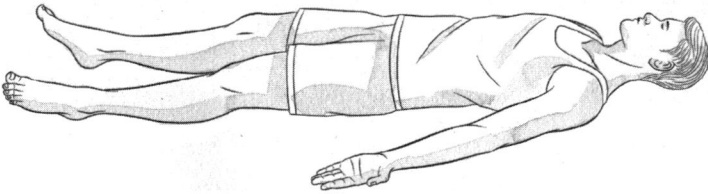

Descripción general. La postura del Cadáver es una de las más importantes de la práctica del Hatha Yoga. Se practica ritualmente al final de cada secuencia, representando el ciclo final de la vida, que es la destrucción. En la postura del Cadáver, estamos desmantelando nuestro apego a nuestro cuerpo, mente, pensamientos e identidad y aprendiendo a descansar en nuestra verdadera esencia, que es infinita e ilimitada. Nos hace pasar del acto de hacer al arte de ser.

Cómo hacerla. Túmbate boca arriba con las piernas separadas a una distancia superior a la de las caderas, los pies abiertos y los brazos en un ángulo de 45 grados a lo largo del cuerpo. Con las palmas de las manos hacia arriba, deja que las puntas de los dedos se curven hacia las palmas de las manos de forma natural. Permite que todo el peso del cuerpo se apoye en el suelo. Relaja todos los músculos del cuerpo, desde los dedos de los pies hasta la coronilla. Descansa aquí durante al menos cinco minutos en completa quietud.

Beneficios. Físicamente, la postura del Cadáver provoca la respuesta nerviosa parasimpática que, como ya se dijo, es fisiológicamente curativa. Disminuye la presión arterial, desacelera el ritmo cardiaco, devuelve la sangre al corazón, facilita la digestión y refuerza el sistema inmunitario.

Energéticamente, esta postura reduce la ansiedad y facilita una profunda sensación de entrega. Activa el séptimo chakra, favoreciendo una sensación de despertar espiritual y de conexión con la inteligencia universal.

No hay *bandhas* comprometidos. Estimula *prana* y *apana vayu*.

Aplicaciones terapéuticas. Esta postura es curativa para diversas afecciones físicas y mentales. Ayuda a reducir la tensión arterial; alivia la ansiedad, el dolor lumbar, la fatiga, el dolor crónico y alivia la tensión general del cuerpo.

Consejos útiles. Coloca un cojín o una toalla o manta enrollada debajo de las rodillas si tienes dolor lumbar. Si tienes la barbilla más alta que la frente, coloca una manta doblada debajo de la cabeza.

EPÍLOGO

POR
DEEPAK CHOPRA

¿Qué hacer a partir de ahora?

El Yoga Real inspiró a buscadores espirituales durante muchos siglos. Para ayudarte a inspirarte, intentamos despejar el camino de complicaciones y obstáculos. Creo firmemente que las experiencias cotidianas permiten vislumbrar lo que es vivir en la luz. Baso esta creencia en uno de los principios más básicos del Yoga: la conciencia es un todo, y todos compartimos esta totalidad. Todo el mundo empieza en igualdad de condiciones en lo que respecta a la conciencia. En cada momento, eres consciente o no. Esta es una elección que no excluye a nadie. La luz de la conciencia es universal.

El Yoga Real es más que un conjunto de prácticas para hacerte más consciente. Ofrece una visión de la vida ideal. Esta visión tampoco excluye a nadie porque la vida ideal se basa en la conciencia. No puedes cambiar aquello de lo que no eres consciente y cuanto más consciente seas, mayores cambios podrás lograr. Los seres humanos somos las únicas criaturas que pueden evolucionar conscientemente. El Yoga es el manual que te muestra cómo evolucionar.

El manual es completo, y seas quien seas, sus instrucciones se aplican a ti.

Así que, si alguien preguntara: "¿Qué hago ahora?", la respuesta de una sola palabra sería esta: "Evolucionar". Hablamos comúnmente de buscadores espirituales, pero en realidad, solo hay evolucionadores espirituales... o no.

Ahora mismo, y en el pasado reciente, me encontré con más personas que nunca que emprendieron su propio camino espiritual. Se inspiraron en la conciencia superior; se entusiasmaron con la noción de "Sigue tu dicha". Pero un cínico señalaría que llevamos al menos 50 años escuchando hablar de la emergencia de la conciencia superior, y la iluminación colectiva sigue sin estar a la vista.

Sin embargo, no hay razón para desanimarse una vez que se acepta una verdad sencilla pero profunda: la conciencia evoluciona de una forma que se adapta a cada individuo. No hay nada más individual y fluido. Sin embargo, a lo largo del camino debes estar preparado para algunas cualidades muy peculiares, incluso únicas. He aquí solo algunas:

- No puedes ver el objetivo de antemano.
- Por lo tanto, no puedes hacer planes fiables sobre cómo alcanzar el objetivo.
- Como tu vida interior cambia constantemente, nunca sabes si tu actitud es la correcta o incluso si estás preparado para la siguiente fase del viaje.
- Tu ego-personalidad, que te apoya en cualquier otra actividad, es de poca utilidad cuando se aborda la conciencia. Normalmente, el ego-personalidad es un obstáculo para cualquier cambio drástico, o te aparta de él, sobre todo si se cuestionan viejos hábitos, creencias y condicionamientos.

- Aunque pienses y actúes como un individuo, la conciencia no es personal: es universal, holística y, en definitiva, inconcebible.

Todos estos puntos surgieron en este libro, pero al reunirlos en una lista, te estoy dando la esencia de lo que se siente al vivir la visión del Yoga Real.

Una vez que reconoces que tu propia evolución debe llegar a un acuerdo con todo lo que aparece en esta lista, el panorama cambia. El yo está transformando al yo. Eres como un cirujano que quiere operarse a sí mismo, lo que obviamente es una tarea imposible. ¿Cómo puede evolucionar un individuo guiado por la personalidad del ego, que solo sabotea la verdadera transformación personal? La respuesta no se encuentra en el nivel del ego o de la mente activa. Por el contrario, dejas que tu verdadera naturaleza ilimitada salga a la luz cada vez más; te aferras al deseo de encontrarte con tu verdadero yo, cambiando una serie de yoes provisionales por el camino por algo eterno.

Estos yoes provisionales, desde el nacimiento hasta la muerte —y conformándose con cada situación intermedia—, se sienten como "yo, mí y mío". Los poseemos; asumimos que *somos* ellos. Pero desde una perspectiva yóguica, estos yoes son solo vestimentas para vestir al ego, una cubierta superficial que enmascara al verdadero yo. Dado que el verdadero yo es la única parte de nosotros que sabe lo que está ocurriendo realmente, gestiona de forma invisible nuestra evolución.

Piensa en un bebé que se enfrenta a etapas de desarrollo que se controlan de forma invisible desde un nivel de vida del que no tiene conocimiento. Por delante están los dientes de leche, los dientes de adulto, la pubertad, la formación del sistema inmunitario, la maduración del cerebro, etcétera. Decimos que el controlador de estos procesos es nuestro ADN. Pero, de hecho, el controlador es el conocimiento invisible codificado en el ADN, no la amalgama química de un gen, que consiste en carbono, hidrógeno, nitrógeno y oxígeno muy ordinarios, en su mayor parte.

Si existe un controlador similar de nuestra evolución consciente, también consiste en el conocimiento. Y del mismo modo que el ADN despliega el desarrollo de un niño según un calendario, con una línea temporal definida que adelanta los dientes de leche a la pubertad, la evolución de la conciencia se despliega según una línea temporal específica. Pero como toda la persona está implicada, con la inclusión de cada rasgo personal que nos hace individuos únicos, este desarrollo silencioso es dinámico, cambiante, sensible a las situaciones de la vida e imposible de predecir por adelantado.

Debido a que la evolución de la conciencia se trata de toda la persona en cada momento, un proyecto inconcebible está en el trabajo, uno que está desmantelando la configuración de la separación para llegar a la conciencia de unidad, el verdadero yo, Atman, Yoga supremo, o como quieras llamarlo. La configuración de la separación te destina a vivir en un mundo de opuestos. En el cosmos que conocemos, y que dio forma a todas las cualidades de la vida, la evolución es lo contrario de la entropía. La entropía agota el universo, como el juguete de un niño cuya pila se va debilitando hasta que el juguete ya no se mueve. La evolución, como una pila nueva, recarga el universo. La entropía es la fuerza que asegura la destrucción, y la evolución aprovecha la oportunidad tras cada acto de destrucción para ensamblar algo nuevo a partir de los mismos ingredientes.

A lo largo de miles de millones de años, la evolución creó todos los seres vivos a partir de polvo estelar disperso. Sin embargo, consideremos cómo el polvo, el ingrediente más simple del universo, dio lugar al ADN humano, sin duda la estructura más compleja del universo. En el plano personal, la evolución procede cuando desmantelamos algún aspecto del ego-personalidad para que una cualidad más evolucionada pueda ocupar su lugar. La destrucción es esencial, y debes confiar en que el verdadero yo sabe mejor que tú qué partes de la oscuridad deben alcanzar la luz y cuándo. En el Yoga, la fuerza creativa omnisciente de la Naturaleza es Shakti, la inteligencia creativa que controla tanto la creación como la destrucción.

La oscuridad, al ser esencial, no debe temerse, evitarse ni negarse. Nuestra estrategia como seres en evolución es enfrentarnos pacientemente a cada signo de oscuridad, aceptando que la luz encontrará la forma de transformarla y revelar la verdad esencial que esconde. Tampoco es necesario utilizar las herramientas de la oscuridad contra ella, ya que la violencia, la resistencia, la negación, la desesperación, el odio y el miedo no son la forma en que opera la luz. La luz no es más que la conciencia revelando algo nuevo sobre sí misma, permitiendo al verdadero yo, que es universal, manejarlo todo. Un cirujano no puede operarse a sí mismo, pero el ego-personalidad no desempeña el papel de cirujano, sino el verdadero yo.

Viviendo la visión del Yoga Real, cada uno de nosotros debe recordar que el verdadero yo es el yo real. Solo manteniéndonos firmes en lo que realmente somos puede la evolución de la conciencia afianzarse cada día a lo largo de nuestra vida. No hay nada más que saber y nada más que hacer si quieres vivir en la luz para siempre.

AGRADECIMIENTOS

De Deepak

En los últimos años, desarrollé una pasión por el Yoga en todos sus aspectos y estoy agradecido con mi profesor Eddie Stern, cuya sabiduría y profundidad de conocimientos se extienden mucho más allá de nuestras sesiones diarias de práctica de Hatha Yoga. Nadie me enseñó más sobre el Yoga.

Fue inspirador contar con Sarah Platt-Finger como colaboradora en este libro. Ella ejemplifica todas las virtudes y beneficios de su profunda dedicación al Yoga.

Un escritor no puede ser más afortunado al recibir la lealtad, la orientación y el apoyo personal de todos los que trabajan en Harmony Books, empezando por Diana Baroni, cuya dedicación a la edición es fuente de admiración constante. Su perspicacia y su toma de decisiones fueron cruciales en los tiempos difíciles que atravesamos: mi más sincero agradecimiento.

Disfruté de un vínculo de cercanía y admiración compartida con mi editor, Gary Jansen. Tuvo una sabiduría y un tacto que van más allá de lo que espera un escritor. Gracias también a todo el equipo de

Harmony, incluidos Aaron Wehner, Tammy Blake, Christina Foxley, Marysarah Quinn, Patricia Shaw, Jessie Bright, Andrea Lau, Jessica Heim, Sarah Horgan y Michele Eniclerico.

Mi sentido del amor y el cuidado se lo debo todo a mi mujer, Rita, y a nuestra extensa familia de hijos y nietos. Gracias por hacer de este viaje una aventura compartida que nos enriquece a todos.

De Sarah Platt-Finger

Ante todo, me gustaría dar las gracias a mi coautor, el Dr. Deepak Chopra, por el gran honor de invitarme a escribir este libro con él. El ecosistema del yoga es vasto, con innumerables maestros; es un gran privilegio compartir mis enseñanzas con semejante lumbrera. Gracias por confiar en mí para ser su copiloto en este proyecto.

A mi marido, mi compañero espiritual y la persona sin la cual ninguna de las palabras de mis páginas se habría formado: Yogiraj Alan Finger. Gracias por permitirme caminar a tu lado durante los últimos 15 años, compartiendo el linaje ISHTA por todo el mundo. Gracias por enseñarme todo lo que sé en el proceso. Tu apoyo sin fin y las bendiciones de este libro signficaron el mundo para mí.

A Claire Kinsella-Holtje, por recordarme el poder de mi propia voz. No podría haber escrito este libro sin tu tutoría y validación.

A mis padres, John y Sheila Platt, que siempre apoyaron la energía creativa que llevaba dentro, aunque eso significara pasar la mayor parte de mi infancia boca abajo o ¡trepando por los muebles! Gracias por animar a que mis palabras se plasmaran en papel desde tan temprana edad.

A mi hermana, Emily, gracias por ser mi primera maestra en la vida y un modelo a seguir. Estoy muy agradecida contigo.

Gracias a mi editor, Gary Jansen; a mi editora, Diana Baroni, y a todos en Penguin Random House, incluidas la editora de producción Patricia Shaw y la diseñadora Andrea Lau, por su inquebrantable apoyo y paciencia conmigo. ¡Han hecho que el arte de escribir un libro sea pura alegría y mucho menos desalentador de lo que esperaba! Y un agradecimiento especial a Stephanie Singleton, cuyas ilustraciones en este libro cautivan y celebran la belleza de la forma humana a través de las *asanas*.

A mis queridas amigas Alyssa Miller, Mona Anand, Kristin Leal, Loraine Rushton y Rachel Goldstein. Su hermandad es mi energía vital.

Y a mi hija, Satya, por ser la luz del amor y de la verdad. Gracias a ti, sé que puedo; y gracias a ti, siempre podré.

Esta obra se terminó de imprimir
en el mes de febrero de 2025,
en los talleres de Diversidad Gráfica S.A. de C.V.
Ciudad de México